PFEFFERWICKEL, KURKUMAMILCH & CO.

PFEFFERWICKEL, KURKUMAMILCH & CO.

Traditionelle Heilmittel aus aller Welt

KARIN BERNDL
& NICI HOFER

Für Don, Helena und Sieglinde.

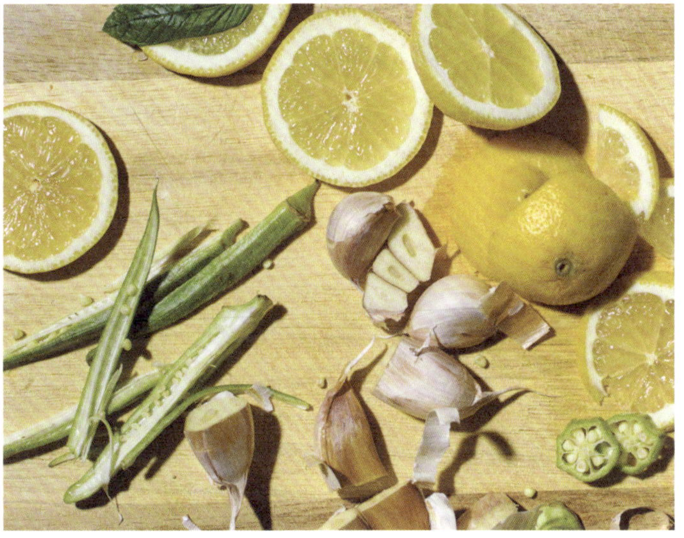

London, Großbritannien, 2019

INHALT

REZEPTE

EINFÜHRUNG

»Eure Nahrungsmittel sollen eure Heilmittel sein, und eure Heilmittel sollen eure Nahrung sein.« Das erkannte schon der griechische Arzt Hippokrates, und zwar vor ganz schön langer Zeit, um 377 v. Chr., um genau zu sein.

Das Interesse an den heilenden Kräften von Kräutern, Pflanzen und verschiedenen Gemüsesorten haben die Österreicher mit Hippokrates gemein. Nachdem wir unsere österreichischen Rezepte in unserem Buch *Zwiebelwickel, Essigsocken & Co.* mit der Welt geteilt haben, konnten wir mit dem Sammeln und Ausprobieren von Heilmitteln einfach nicht aufhören. Inspiriert, offen für Neues und in London täglich umgeben von Kulturen und Einflüssen aus aller Welt, forschten und suchten wir weiter. Unsere Lieblingsrezepte haben wir hier in diesem Buch zusammengefasst.

Viele der Zutaten waren uns bereits bekannt, viele waren uns ganz neu; einige Verfahren und Zutaten überraschten uns, da sie nicht in der herkömmlichen, uns gewohnten Zubereitungsweise verwendet werden. Das ist das Schöne an Pflanzen und Gemüse, finden wir: Eine bescheidene Karotte neu zubereitet – schon hat sie besondere Heilkräfte entwickelt, und wir haben eine neue Eigenschaft an ihr entdeckt. Wilde Erdbeerblätter, die wir jedes Jahr aus Unwissenheit bei der Erdbeerernte zurücklassen, schmecken nicht nur wunderbar, sie haben auch noch eine heilende Wirkung.

Unsere gesammelten Rezepte aus aller Welt sind überraschend simpel und preisen die Kraft jeder einzelnen Zutat und Pflanze. Unsere Nahrung – in gesunder, möglichst unbehandelter Form schonend zubereitet – ist heilend, das steht fest.

BEVOR ES RICHTIG LOSGEHT ...

Verwende Produkte, die frisch und ungespritzt sind und aus kontrolliert biologischem Anbau stammen. Zusätzlich ist bekannt, dass Bioprodukte reicher an Nährstoffen sind als viele chemisch gedüngte Erzeugnisse.

Wir sind in London mit den vielen exotischen Märkten etwas verwöhnt, aber als Faustregel gilt, dass man am besten das Wesentliche in einem seriösen Reformhaus, auf dem Biobauernmarkt oder im Naturkostladen kauft. Manche Dinge sind etwas rarer und leider auch für uns nur online erhältlich. Beim Einkauf im Internet ist es wichtig, dass die Details des Produktes genau beschrieben sind und es einen Ansprechpartner gibt, der eventuelle Fragen per Mail oder telefonisch beantworten kann.

Generell sollten einzelne Tees und Heilmittel nicht fortlaufend, sondern besser abwechselnd mit anderen eingenommen und nicht im Überfluss genossen werden. Allzu viel ist ungesund, das gilt auch für heilsame Zutaten.

Manche Essenzen werden von der Pharmaindustrie gepriesen, gelobt und selektiv extrahiert. Das Schöne an Mutter Natur ist, dass sie die Bestandteile wunderbar gemischt hat und viele Pflanzenstoffe am besten in Kombination miteinander wirken. Isoliert verwendet besitzen die Wirkstoffe oft nicht dieselbe Leistungsfähigkeit.

Rezepte mit exotischen Zutaten sollten Allergiker, Schwangere, Mütter und Kinder nur nach Absprache mit einem Arzt ausprobieren.

MÖHREN-SUPPE

Ein mildes Hausmittel bei Durchfall

– DEUTSCHLAND & ÖSTERREICH

Der nicht besonders glamouröse Anlass, bei dem ich dieses Rezept entdeckte, war, als unser Welpe von Durchfall geplagt wurde. Besserung musste her – und zwar schnell! Auf der Suche nach Abhilfe fragte mich meine Schwiegermutter: »Habt's ihm eh schon eine Karottensuppe gemacht?« Ähm ... Nein? Sollte ich? Wie sich herausstellte – ja, auf alle Fälle! Die Suppe ist hervorragend wirksam für Mensch und Tier, und das Rezept zudem einfach.

– NICI

MAN NEHME

500 g Karotten

1 l Wasser

1 gestrichenen TL Salz

LOS GEHT'S

Die Karotten putzen und, falls gewünscht, schälen. Danach in einem Liter Wasser eineinhalb Stunden köcheln lassen. Die Karotten anschließend pürieren, am einfachsten geht das mit einem Pürierstab. Nun den Karottenbrei mit etwas Wasser wieder auffüllen, bis es insgesamt wieder ein Liter ist. Zuletzt etwas Salz hinzuzufügen – jedoch nur, wenn die Suppe für Menschen gedacht ist. Für unseren Welpen haben wir auf Salz verzichtet.

WARUM ES FÜR UNS FUNKTIONIERT

Durch das lange Kochen der Karotten entstehen Oligosaccharide – winzige Zuckermoleküle. Diese sind den Darmrezeptoren so ähnlich, dass sich Bakterien statt an die Darmwand an die Zuckermoleküle anbinden. Dadurch werden die Erreger schneller ausgeschieden.

Salz gibt dem Körper wichtige Elektrolyte zurück, die er durch den Durchfall verloren hat.

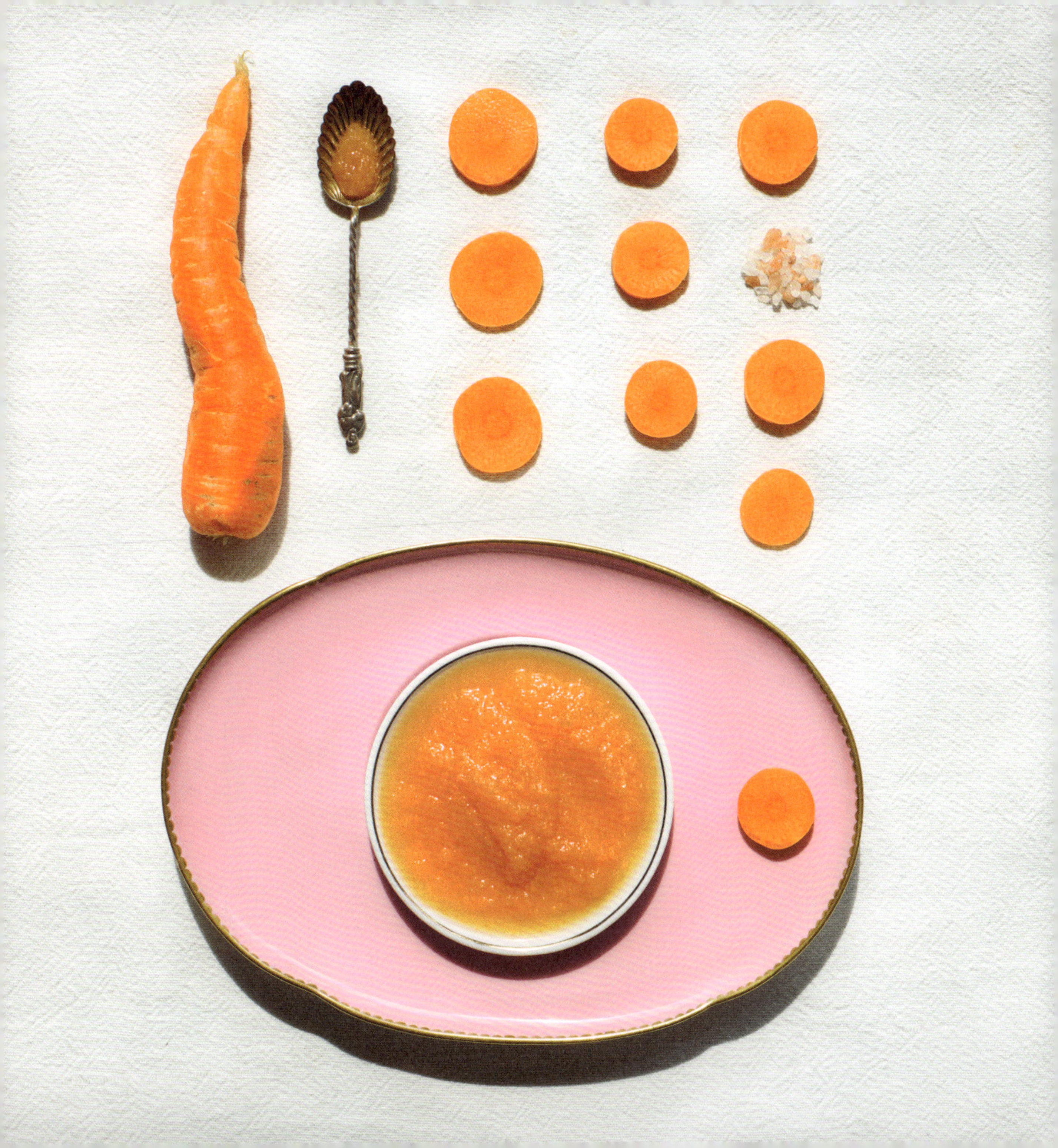

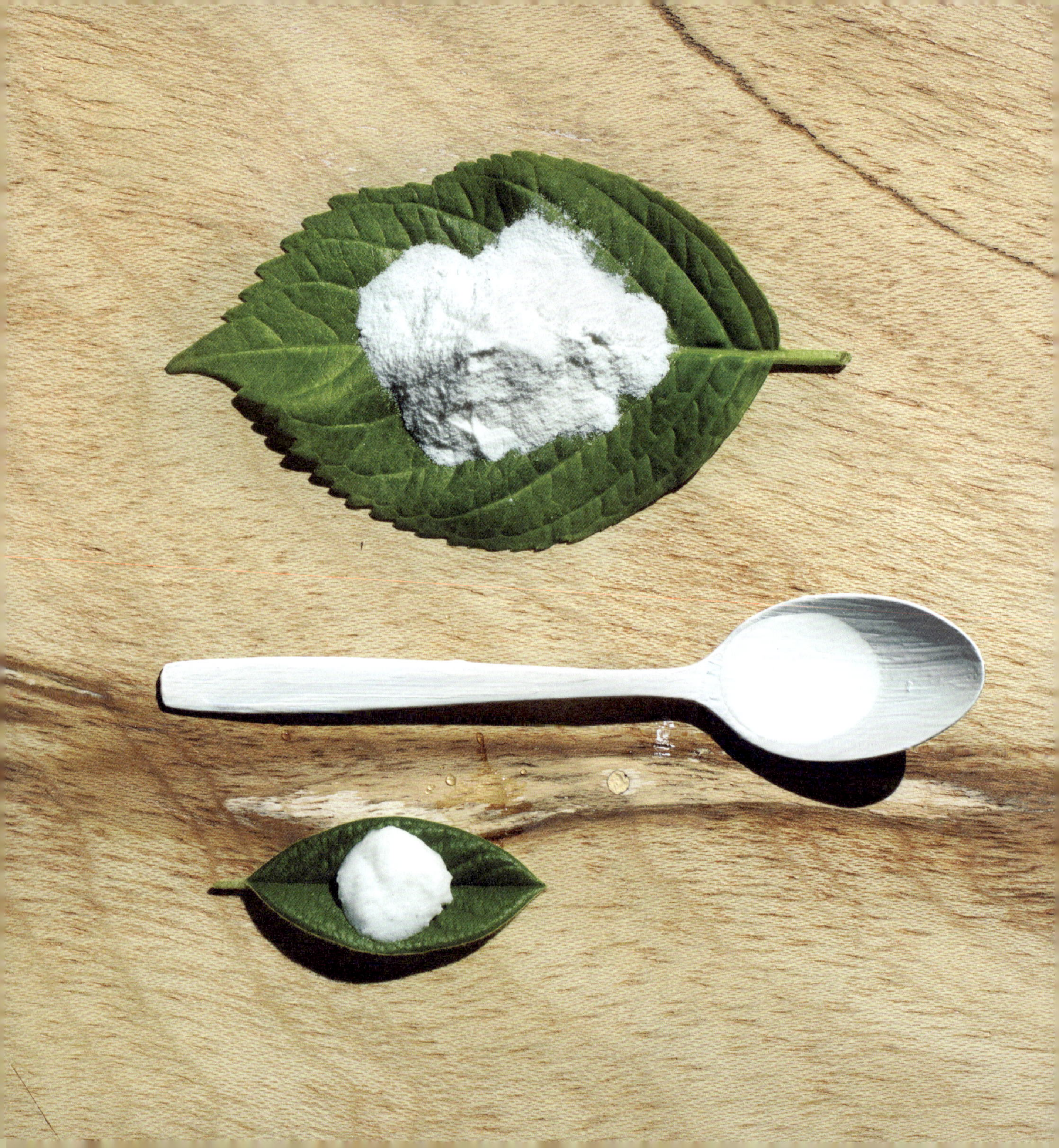

KRISTINAS BACKPULVER-PASTE

Lindert den Juckreiz bei Mückenstichen

- NORWEGEN

MAN NEHME

1 EL Backpulver

2 TL warmes Wasser

Ein schattiger Wald auf einer kleinen Insel im Oslofjord – für meine norwegische Freundin Kristina war diese idyllische Kulisse in ihrer Kindheit der tägliche Spielplatz. Die Kinder teilten sich die menschenleere und unberührte Insel mit den ausgesprochen blutrünstigen Inselbewohnern: Stechmücken! Die Plagegeister gewannen zwar meist den Kampf ums Blut, die Kinder kannten jedoch einen simplen Trick gegen den unangenehmen Juckreiz.

- NICI

LOS GEHT'S

Backpulver und warmes Wasser vermischen, bis eine dicke Paste entsteht. Nun die Paste auf die Mückenstiche auftragen – und der Juckreiz sollte sofort nachlassen.

WARUM ES FÜR UNS FUNKTIONIERT

Das beim Einstechen in die Haut injizierte Mückensekret besteht aus Eiweißkörpern. Diese Proteine werden verringert und leichter abgebaut, wenn der pH-Wert der umliegenden Haut verändert wird – was durch das Backpulver geschieht.

INGWER-ROSMARIN-TINKTUR

Vertreibt leichte Kopfschmerzen

– NORWEGEN

Kopfschmerzen sind eine fürchterliche Zeitverschwendung – daher keine lange Rede und am besten sofort etwas dagegen unternehmen! Zum Glück lässt sich diese krampflindernde norwegische Tinktur schnell und einfach herstellen.

– NICI

MAN NEHME

1 Tasse Wasser

1 TL frischen Ingwer, gerieben

1 TL Rosmarin, fein gehackt

1 TL Honig

LOS GEHT'S

Das Wasser mit dem frisch geriebenen Ingwer zum Kochen bringen. Wenn es den Siedepunkt erreicht hat, den Topf vom Herd nehmen und die Essenz für einige Minuten ruhen lassen. Anschließend den fein gehackten Rosmarin dazugeben, alles noch mal kurz aufkochen und dann fünf bis sieben Minuten ziehen lassen. Die Mischung anschließend durch ein Sieb in eine Tasse gießen und mit Honig verfeinern.

WARUM ES FÜR UNS FUNKTIONIERT

Ingwer hat antibiotische und entzündungshemmende Eigenschaften und beugt Übelkeit vor.

Honig ist krampflindernd und antibakteriell.

Rosmarin hilft gegen Kopfschmerzen, da er die Durchblutung fördert, den Kreislauf anregt und die Blutgefäße erweitert.

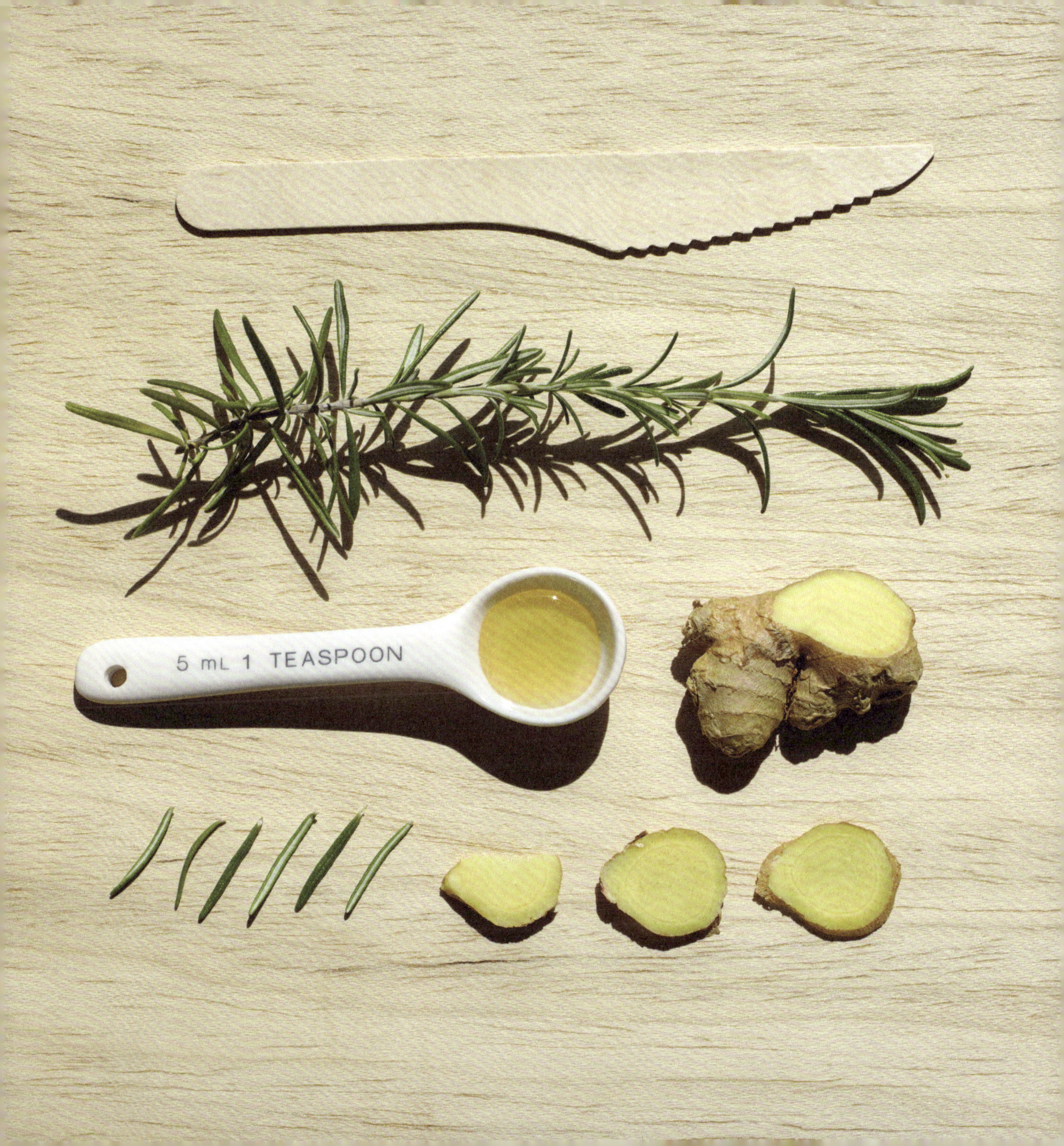
5 mL 1 TEASPOON

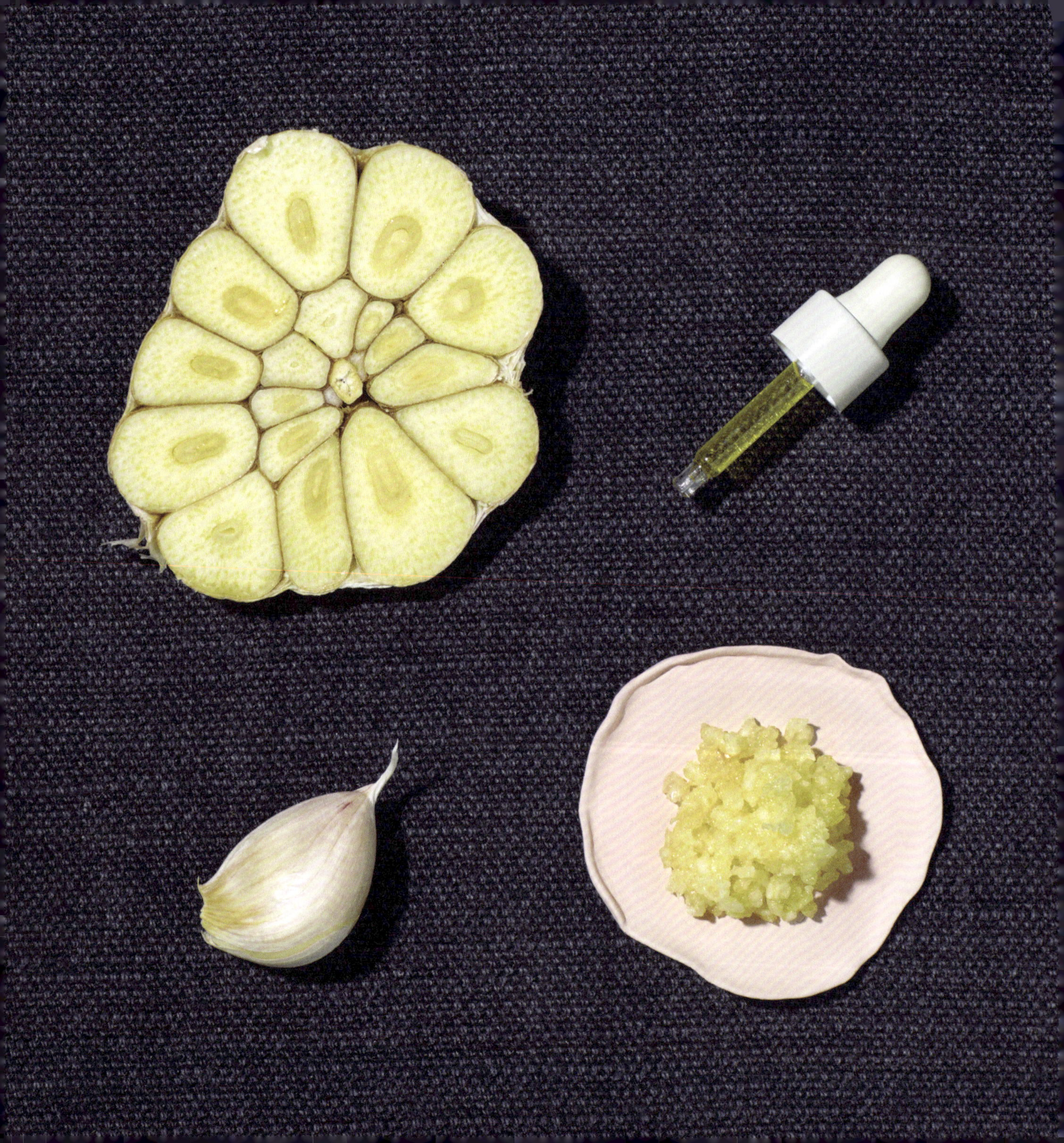

KNOBLAUCH-NASEN-TROPFEN

Machen Schnupfnasen wieder gesund

- RUSSLAND

Knoblauchwasser ist genauso ruckzuck hergestellt, wie es der Name vermuten lässt. Die nachgewiesenen antibakteriellen und antiviralen Kräfte des Knoblauchs machen es möglich, dass die Genesung schnellstens beginnen kann. Mit diesem Rezept hat schon so manche russische Babuschka ihre Lieben von quälendem Schnupfen befreit – ganz ohne Nebenwirkungen.

- KARIN

MAN NEHME

2 Knoblauchzehen

dünnen Musselinstoff

gefiltertes Wasser

1 Pipette

1 kleines Glas oder Fläschen mit Schraubverschluss

LOS GEHT'S

Die frischen Knoblauchzehen pressen, den Saft durch den dünnen Musselinstoff filtern, nach ein paar Minuten mit der doppelten Menge gefiltertem Wasser gut mischen und mit einer Pipette in ein kleines Glas füllen.

Mit der Pipette einen Tropfen pro Nasenloch in die Nase tröpfeln, am besten im Liegen. Falls es nicht zu sehr brennt, nochmals je einen Tropfen hinzufügen. Dieselbe Prozedur ein- bis zweimal am Tag wiederholen, bis der Patient genesen ist.

Den frischen Heilsaft kühl aufbewahren und jeden Tag neu anmischen.

WARUM ES FÜR UNS FUNKTIONIERT

Knoblauch wirkt antibakteriell, antiviral, antimikrobiell, desinfiziert und stärkt das Immunsystem.

Das Besondere am Knoblauch kurz erklärt: Knoblauch enthält zwei Arten von Zellen, die mit unterschiedlichen Flüssigkeiten gefüllt sind, nämlich mit der Aminosäure Alliin und mit dem Enzym Alliinase. Beim Zerdrücken der Knoblauchzehen platzen die Zellen, beide Stoffe vermischen sich, und nach einigen Minuten bildet sich daraus das in diesen Nasentropfen wirksame scharfe Allicin.

HEILWOLLE

Zur Erstversorgung bei Windeldermatitis

– ÖSTERREICH & DEUTSCHLAND

Was haben österreichische Babys und Bauern der Nordseeküste gemeinsam? Beide wissen die besondere Wirkung von Heilwolle zu schätzen. Während Fischer und Landwirte an der Nordsee die Heilwolle gegen Ohrenschmerzen und als Ohrenschutz gegen den Wind verwenden, legen österreichische Eltern sie oft in Babywindeln. Heilwolle wird seit Jahrhunderten wegen ihrer wärmenden und entzündungshemmenden Wirkung bei den verschiedensten Beschwerden eingesetzt.

– NICI

MAN NEHME

1 Handvoll Bio-Heilwolle

LOS GEHT'S

Beim Wickeln wird eine dünne Schicht Heilwolle gleichmäßig auf der Innenseite der Windel platziert. Dabei wird auf jegliche Creme verzichtet, da die Wolle direkt auf der Babyhaut aufliegen muss, um heilend zu wirken. Bei jedem Wickelvorgang wird die benutzte Heilwolle gegen eine frische Lage ausgetauscht.

Wichtig, besonders bei der Behandlung von Babys: Sollte die Anwendung nach zwei Tagen keine Besserung bringen, unbedingt den Arzt aufsuchen!

WARUM ES FÜR UNS FUNKTIONIERT

Die heilende Wirkung der naturbelassenen Heilwolle entsteht durch den hohen Gehalt an Lanolin (Wollfett). Dieses wirkt beruhigend, pflegend und entzündungshemmend. Die Durchblutung wird ebenfalls gefördert, wodurch die Heilwolle auch wärmend wirkt. Gereizte und strapazierte Haut wird beruhigt, und die Heilung wird beschleunigt. Außerdem ist die Wolle frei von chemischen Zusatzstoffen, da sie nach dem Scheren lediglich bei circa fünfzig Grad gewaschen wird, um die natürlichen Lanolin-Fette nicht zu zerstören. Anschließend wird die Wolle noch gekämmt, bis sie superweich ist.

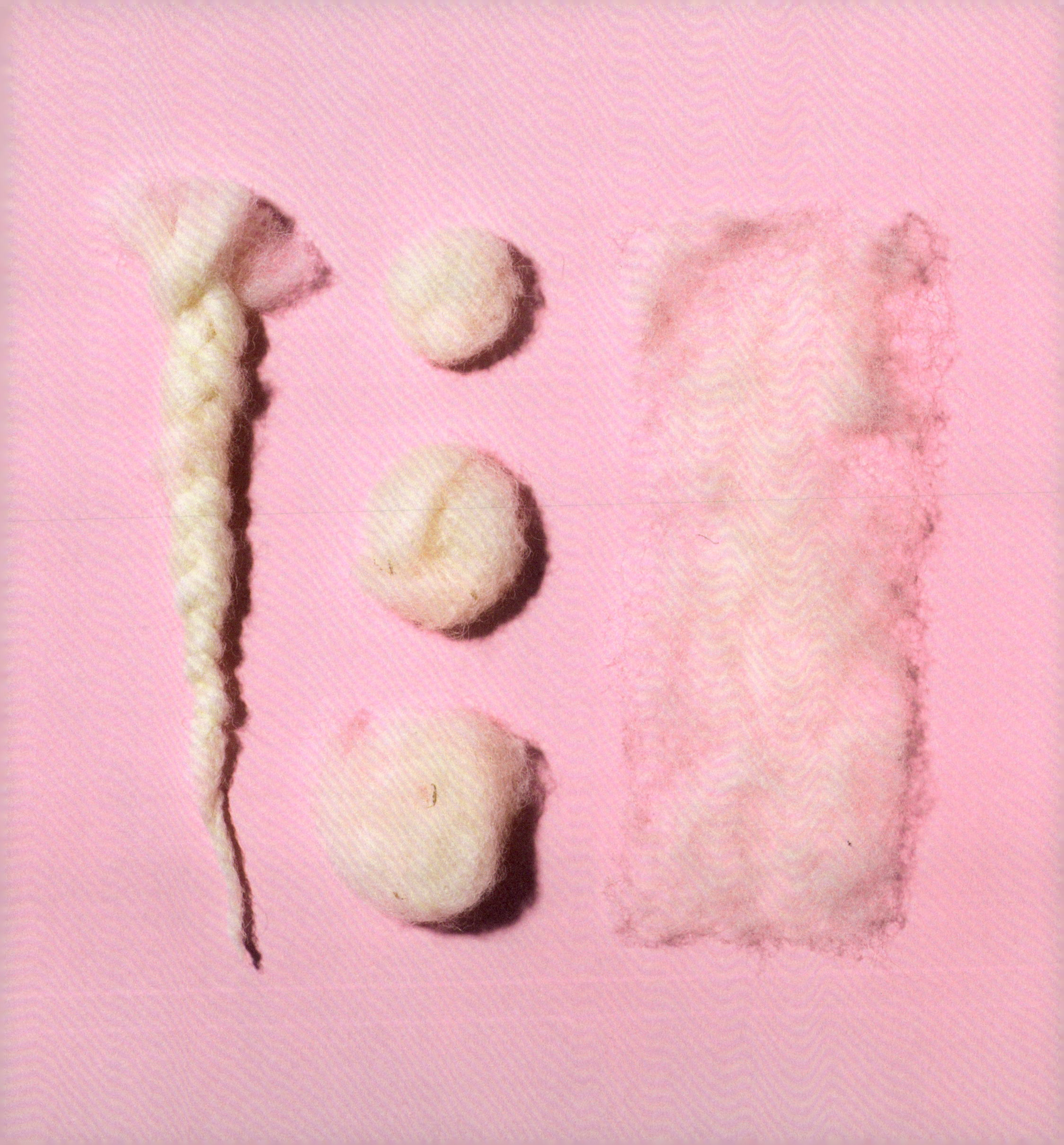

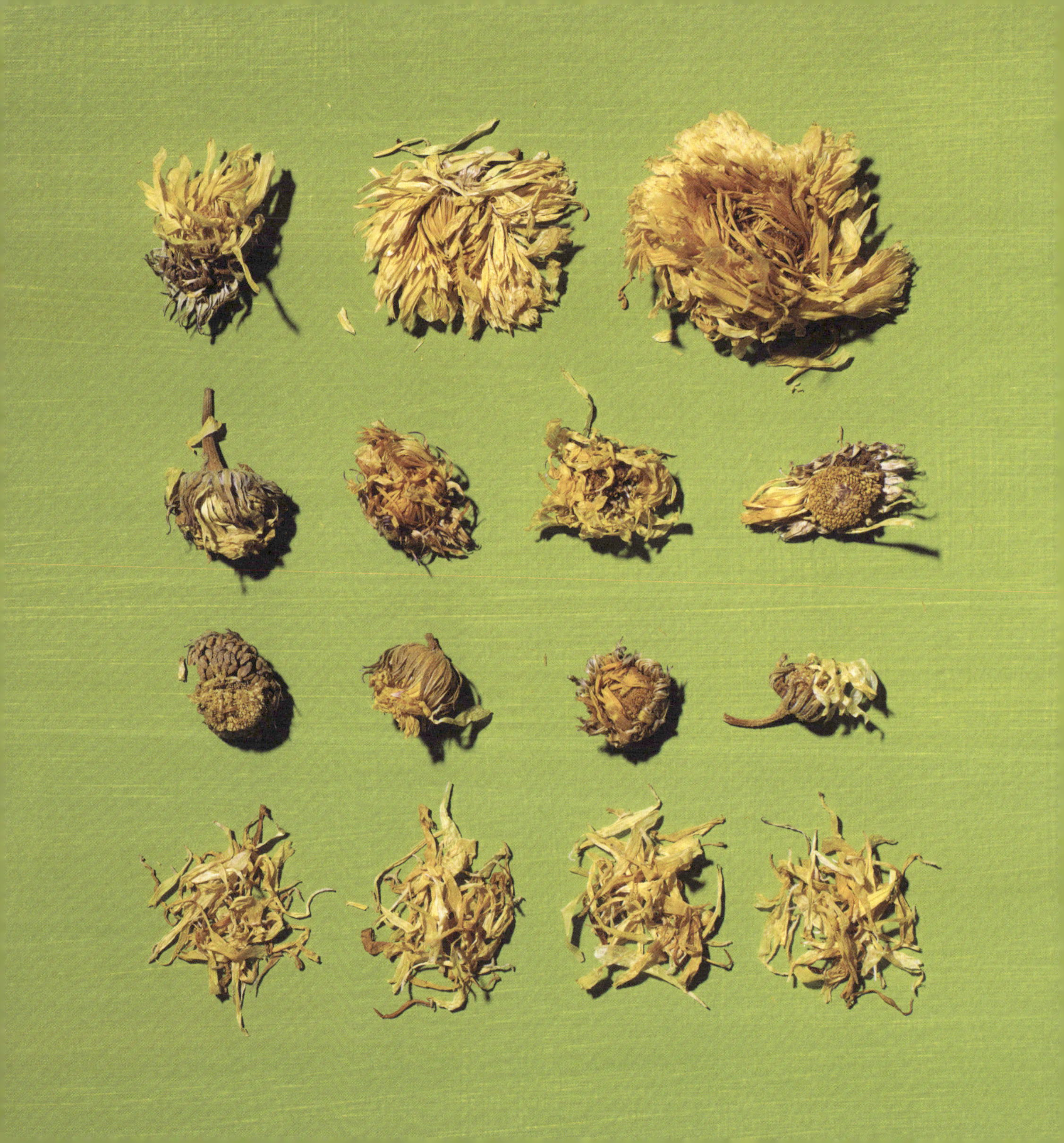

RINGEL-BLUMENTEE

Beruhigt den gereizten Magen

- EUROPA

Falls die Ringelblume noch nicht in Deinem Garten, auf Deinem Balkon oder in einem Blumentopf ihre sonnigen Blüten zur Schau stellt, dann aber schnell – sie ist sehr leicht anzupflanzen und durch ihre Genügsamkeit ebenso leicht aufzuziehen und zu ernten. Kein Wunder, dass sie seit dem 12. Jahrhundert als Heilpflanze angebaut wird.

- NICI

MAN NEHME

1–2 EL getrocknete Ringelblumenblüten

250–300 ml Wasser

LOS GEHT'S

Einfach ein bis zwei Esslöffel getrocknete Ringelblumenblüten mit kochendem Wasser übergießen, danach zehn Minuten ziehen lassen, damit die goldenen Blüten Zeit haben, ihre heilenden Kräfte zu entfalten. Nach der kurzen Infusionszeit den Tee durch ein Sieb abseihen. Falls kein Sieb zur Hand sein sollte, ist das gar kein Problem, da die Blüten auch einfach mitgetrunken werden können – es schadet nicht!

Um einen gereizten Magen wieder versöhnlich zu stimmen, werden nun zwei bis drei Tassen des warmen Tees über den Tag verteilt getrunken.

WARUM ES FÜR UNS FUNKTIONIERT

Neben ihrer antibakteriellen Wirkung verfügt die Ringelblume auch über krampflösende, entzündungshemmende und sogar entgiftende Eigenschaften – kein Wunder, dass sie sowohl innerlich als auch äußerlich für eine Vielzahl von Beschwerden eingesetzt wird. Dem beleidigten Magen hilft sie besonders, da sie die Verdauungsorgane stärkt, Brechreiz lindern kann, Krämpfe löst und sogar das Abheilen von Magengeschwüren unterstützt.

PFEFFER-WICKEL

Ein traditionelles Hustenmittel

- TÜRKEI

Ein typisches *kocakarı ilaçları*-Rezept, was übersetzt bedeutet: »ein Rezept, das von alten Frauen weitergegeben wurde«. Omas Rezepte sind ja bekanntlich die besten. Dieses alte türkische Hausmittel lindert festsitzenden Husten. Selbst wenn der Wickel nicht unbedingt von einer echten türkischen *kocakarı* verabreicht wird, sollte sich nach ein bis zwei Anwendungen der Husten deutlich gebessert haben.

- NICI

MAN NEHME

ca. 2 EL Honig

gemahlenen Pfeffer – genug, um die Honigschicht gleichmäßig zu bestreuen

LOS GEHT'S

Den Honig gleichmäßig circa zwei bis drei Millimeter dick auf dem Rücken des Patienten verteilen. Im nächsten Schritt wird der Honig-Rücken dünn mit frisch gemahlenem Pfeffer bestreut. Mit einem Handtuch zudecken und den Patienten für 15 bis zwanzig Minuten ruhen lassen, bevor der Pfefferwickel entfernt wird.

WARUM ES FÜR UNS FUNKTIONIERT

Pfeffer wirkt wärmend, lindert lästigen Husten und Bronchitis sowie Halsweh.

Honig wirkt bei innerer und äußerer Anwendung. Er stärkt das Immunsystem und lindert Husten, Heiserkeit und Erkältung aufgrund seiner antibakteriellen, schleimlösenden und krampflösenden Eigenschaften.

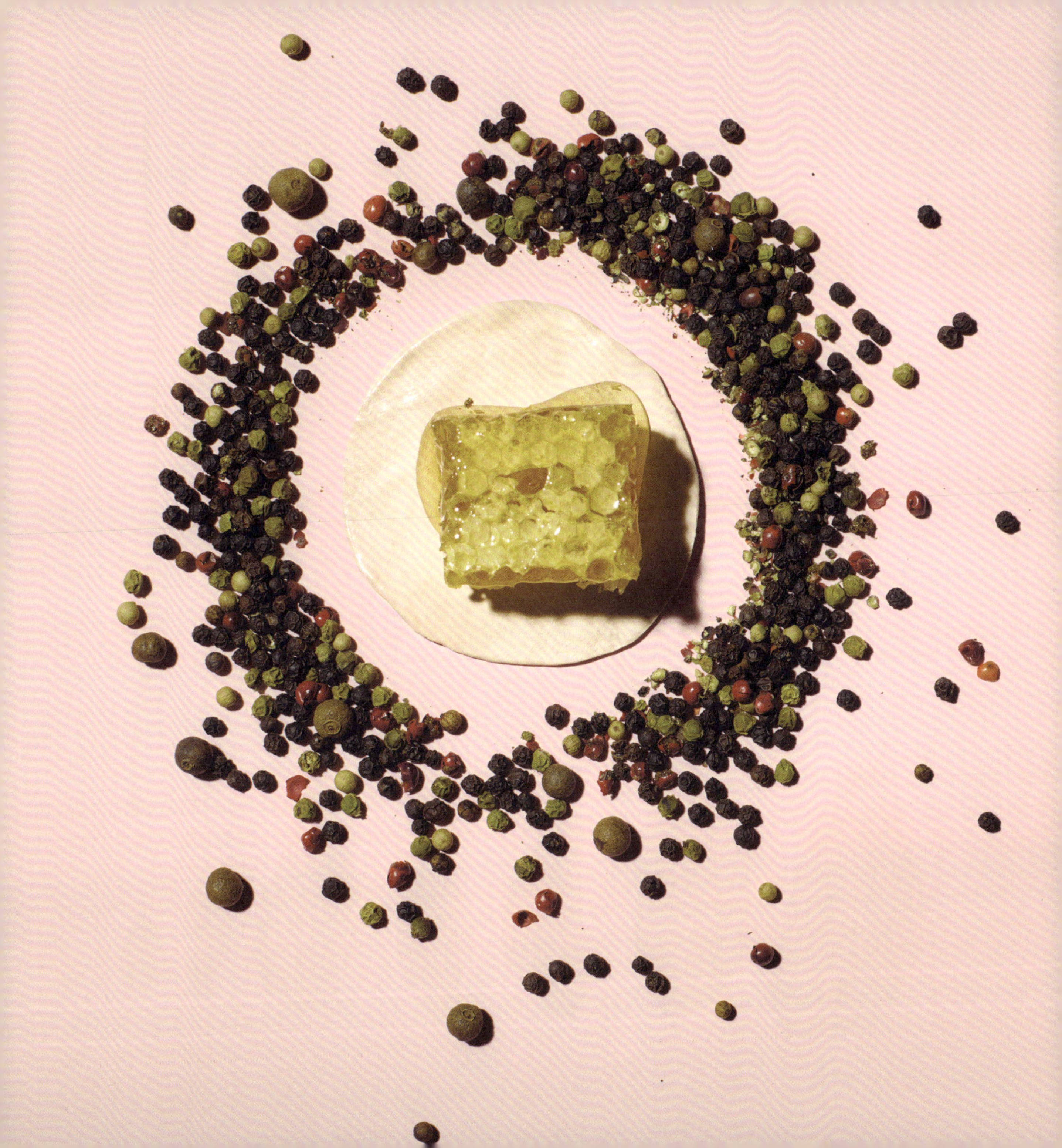

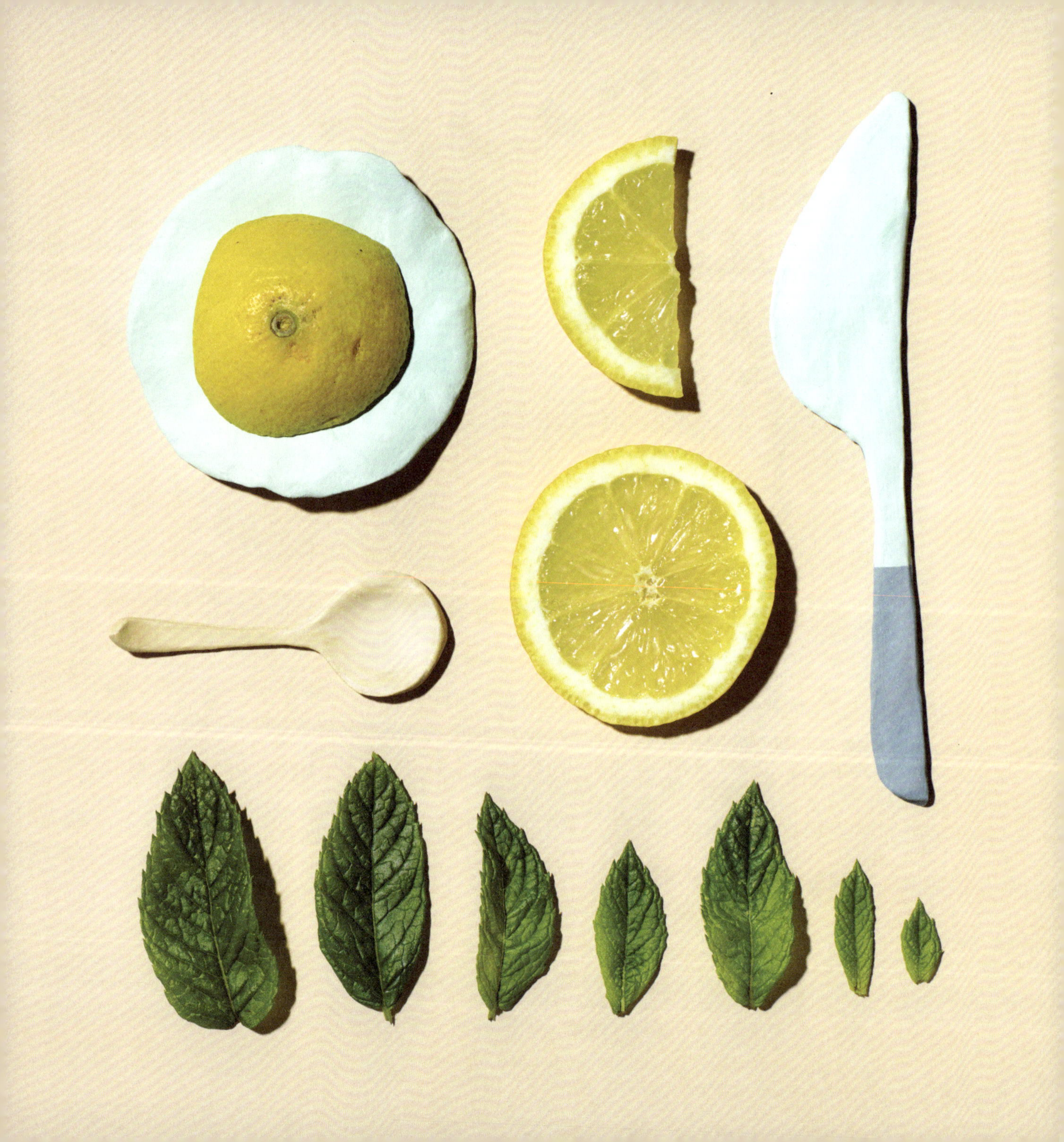

MINZE-ZITRONEN-TEE

Omas Allheilmittel bei Wehwehchen

- TÜRKEI

Ein weiteres *kocakarı ilaçları*-Rezept. Wundervoll einfach, weit verbreitet und *tipik türk* (typisch türkisch) wird der Minze-Zitronen-Tee für eine Vielzahl von Beschwerden verwendet. Der türkische Toptipp gegen Bauchschmerzen, Übelkeit, Grippesymptome, Husten und Heiserkeit ist ein wirklicher Allrounder und kinderleicht zuzubereiten.

- NICI

MAN NEHME

½ Zitrone

einige frische Minzeblätter

250 ml Wasser

LOS GEHT'S

Für eine Tasse Tee ein paar Minzeblätter (nach Gefühl) mit 250 Milliliter kochendem Wasser übergießen. Während die Minze zieht, die Zitronenhälfte auspressen. Den Saft zum Schluss in die Tasse zur Minze geben.

Für ein besonders authentisches Gefühl empfehlen wir ein typisch türkisches Teeglas zu verwenden – schmeckt dann irgendwie noch besser.

WARUM ES FÜR UNS FUNKTIONIERT

Beide Zutaten wirken auf vielfältige Weise:

Zitronen unterstützen die Verdauung, sind stoffwechselanregend und reich an Vitamin C. Sie wirken antibakteriell, entzündungshemmend und antiviral.

Minze fördert die Durchblutung, hemmt Entzündungen, löst Krämpfe und stärkt ebenfalls die Verdauung.

KNOBLAUCH-JOGHURT

Bei Lebensmittelvergiftung, Übelkeit und verstimmtem Magen

- TÜRKEI

Knoblauch ist vielleicht nicht die offensichtliche Antwort bei Übelkeit und einer richtig fiesen Magenverstimmung – meine türkische Freundin jedoch schwört auf dieses Rezept und empfiehlt es sogar bei Lebensmittelvergiftungen. Da Knoblauch so viele großartige, heilende Vitalstoffe hat, ist es prinzipiell eine gute Idee, immer einen Vorrat an Knoblauchknollen im Haus zu haben.

- NICI

MAN NEHME

150 g probiotischen Naturjoghurt

1 kleine Knoblauchzehe

LOS GEHT'S

Die Knoblauchzehe schälen und durch eine Knoblauchpresse drücken. Den Knoblauchbrei nach und nach mit 150 Gramm Naturjoghurt – Menge nach Geschmack – verrühren.

Den Knoblauch-Joghurt langsam und in kleinen Mengen zu sich nehmen. Besonders bei einer Lebensmittelvergiftung zusätzlich viel trinken!

WARUM ES FÜR UNS FUNKTIONIERT

Joghurt hat antibakterielle und antimikrobielle Eigenschaften, diese Superpower nimmt's mit den Bakterien im Magen auf.

Die berühmten antiviralen, antibakteriellen und antimikrobiellen Eigenschaften von Knoblauch wirken aktiv gegen Durchfall, Übelkeit und Magenkrämpfe – die typischen Begleiterscheinungen von Lebensmittelvergiftungen.

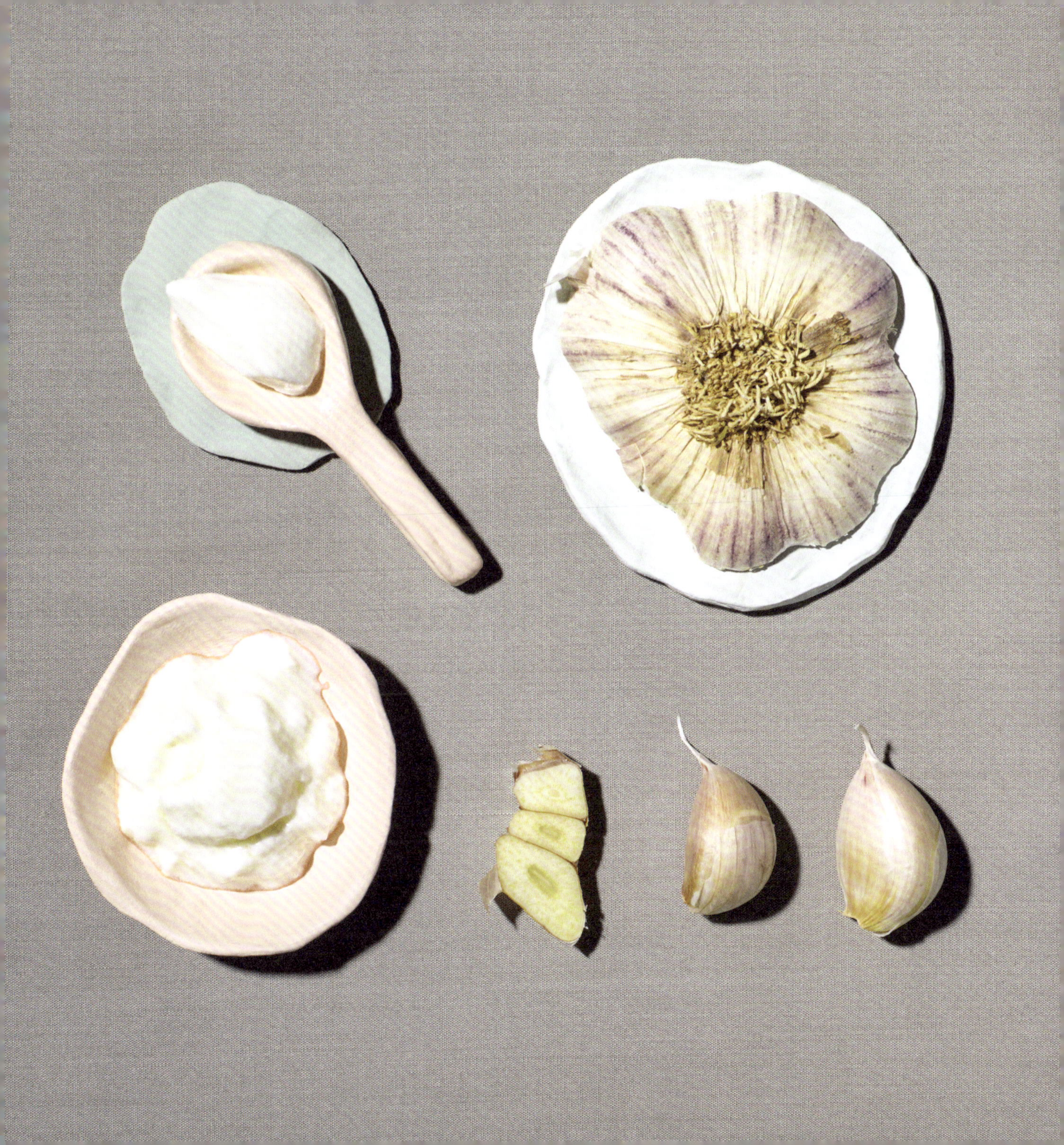

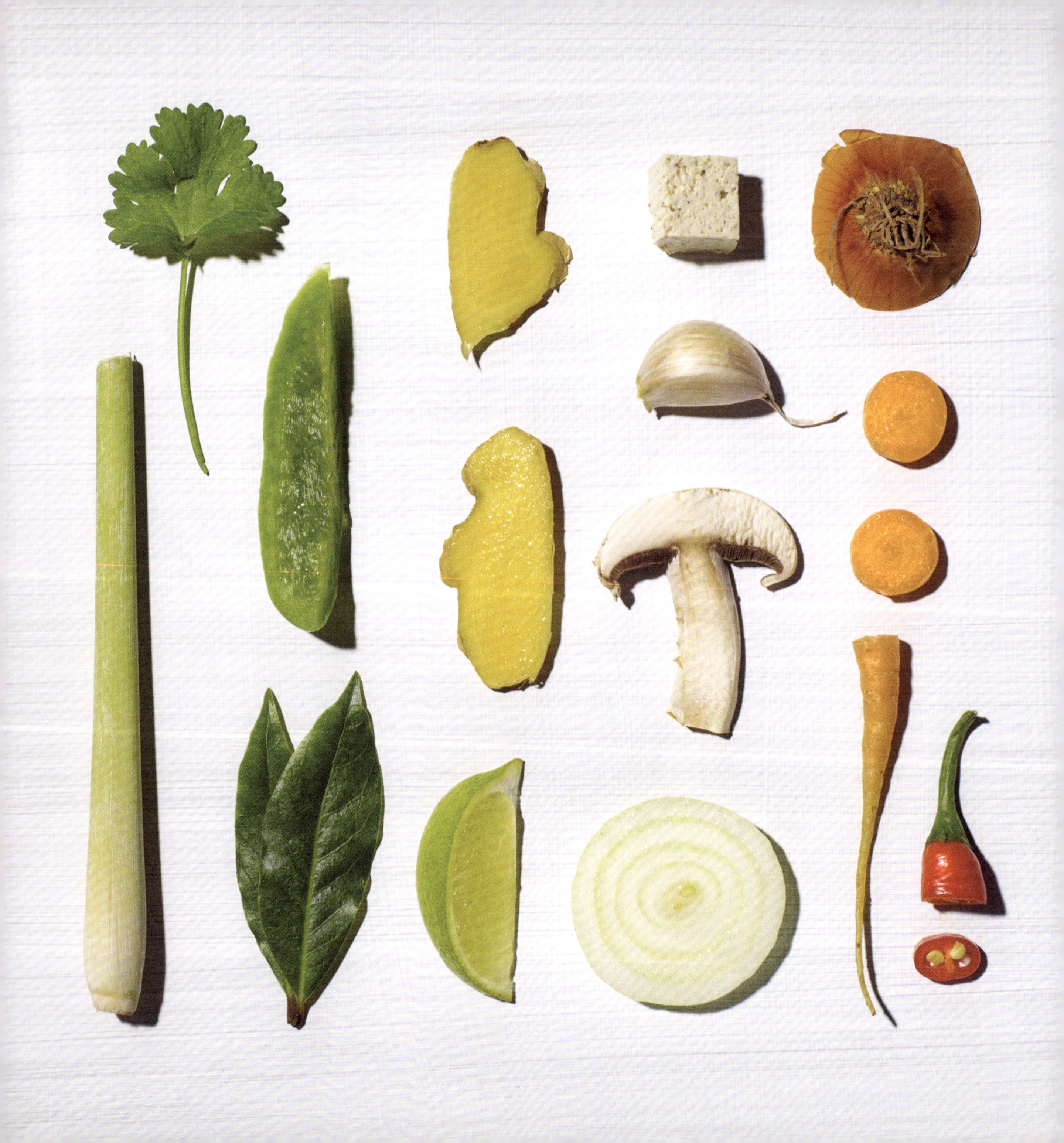

KLARE TOM-YAM-SUPPE

Das perfekte Rezept gegen Erkältung

– THAILAND

MAN NEHME

4–5 Pilze (Oyster, Shiitake oder Champignon)

1 Stück (2,5 cm) Ingwerwurzel

1 Stängel Zitronengras

6 Tassen Gemüsebrühe

2 Kaffirlimettenblätter (ersatzweise 2 Lorbeerblätter)

1 Stück Limettenschale

½ Zwiebel

1 Karotte

1 grüne Paprika

3 Knoblauchzehen

1 Spritzer »Nam Pla« (Thai-Fischsoße)

1 TL braunen Zucker

1 EL Limettensaft

½ TL rotes Thai-Chilipulver oder 1 kleines Stück frischen roten Chili (fein geschnitten)

1 Handvoll feste Tofuwürfel

Koriandergrün zum Garnieren

In Thailand entdeckt und seitdem immer wieder gern gekocht! Besonders (aber nicht nur) bei Erkältung mache ich mir diese wärmende und belebende Super-Suppe!

– NICI

LOS GEHT'S

Die Pilze säubern und in Scheiben schneiden. Ingwer schälen und ebenfalls in Scheiben schneiden. Das Zitronengras klopfen und längs aufschneiden. Die Gemüsebrühe aufkochen lassen, Pilze, Ingwer, Kaffirlimettenblätter, Limettenschale und Zitronengras hinzufügen. Alles für circa sieben Minuten köcheln lassen.

Die halbe Zwiebel schälen und würfeln. Die Karotte schälen und fein schneiden. Die Paprika putzen und fein schneiden. Knoblauch schälen und zerdrücken.

Zitronengras, Ingwerscheiben, Limettenschale und Kaffirlimettenblätter wieder aus der Brühe herausfischen. Fischsoße mit Zucker, Limettensaft und Chilipulver zu einer Paste vermischen und in die Brühe geben. Nun Zwiebel, Karotte, Paprika, Tofu und Knoblauch in die Suppe geben, für ein paar Minuten weiterköcheln lassen, bis das Gemüse gar ist. Mit Koriander garnieren.

WARUM ES FÜR UNS FUNKTIONIERT

Die Zwiebel ist bekannt für ihre antibakterielle, entzündungshemmende und schleimlösende Wirkung.

Ingwer verfügt über antibiotische und entzündungshemmende Eigenschaften.

Zitronengras ist antibakteriell und entzündungshemmend, während die Limette eine Vitaminbombe ist.

Knoblauch wirkt antibakteriell und antiviral.

Die gesunde Schärfe von Chili hat antioxidative, entzündungshemmende und immunstärkende Eigenschaften.

SCHWARZER RIBISELSAFT

Zur Stärkung des Immunsystems

- SKANDINAVIEN

Vitamin C ist mit Sicherheit der bekannteste Stoff mit immunstärkender Wirkung. Die Schwarze Johannisbeere hat reichlich davon – und zwar dreimal so viel wie eine Zitrone. Klein, bitter und kraftvoll – kein Wunder, dass die Johannisbeere zu den ältesten Heilpflanzen Europas gehört und bereits im Mittelalter in Klostergärten zu finden war. Da sie ziemlich herb schmeckt, wird sie allerdings nur selten roh gegessen. Weil diese Beere vor heilenden Superkräften nur so strotzt, genügt bereits eine kleine Portion, um den täglichen Vitamin-C-Bedarf zu decken. Als Saft stärkt ein Glas pro Tag das Immunsystem.

- NICI

MAN NEHME

1 kg Schwarze Johannisbeeren

500 ml Wasser

450 g Zucker

1 Glasflasche mit luftdichtem Verschluss

LOS GEHT'S

Gewaschene und entstielte Johannisbeeren mit dem Wasser in einen Topf geben und zum Kochen bringen. Bei kleiner Hitze vor sich hin köcheln lassen, bis die Beeren aufgeplatzt sind. Die Früchte abseihen und dabei die offenen Beeren gut durch ein Sieb ausdrücken. Den Zucker nun zum beerenfreien Saft geben und alles noch einmal aufkochen lassen, bis sich der Zucker komplett aufgelöst hat. In Glasflaschen abgefüllt und gut verschlossen ist der Saft bis zu eineinhalb Monate haltbar.

WARUM ES FÜR UNS FUNKTIONIERT

Schwarze Johannisbeeren enthalten nicht nur enorm viel Vitamin C, sondern auch Vitamine der B-Gruppe und Vitamin E, Flavonoide und Mineralstoffe wie Kalium, Calcium und Phosphor. Gemeinsam wirken diese entzündungshemmend, bieten Zellschutz und fördern die Stärkung des Immunsystems. Freie Radikale werden bekämpft, Herz und Kreislauf werden angekurbelt. Die Superbeere schützt nachweislich vor Infekten.

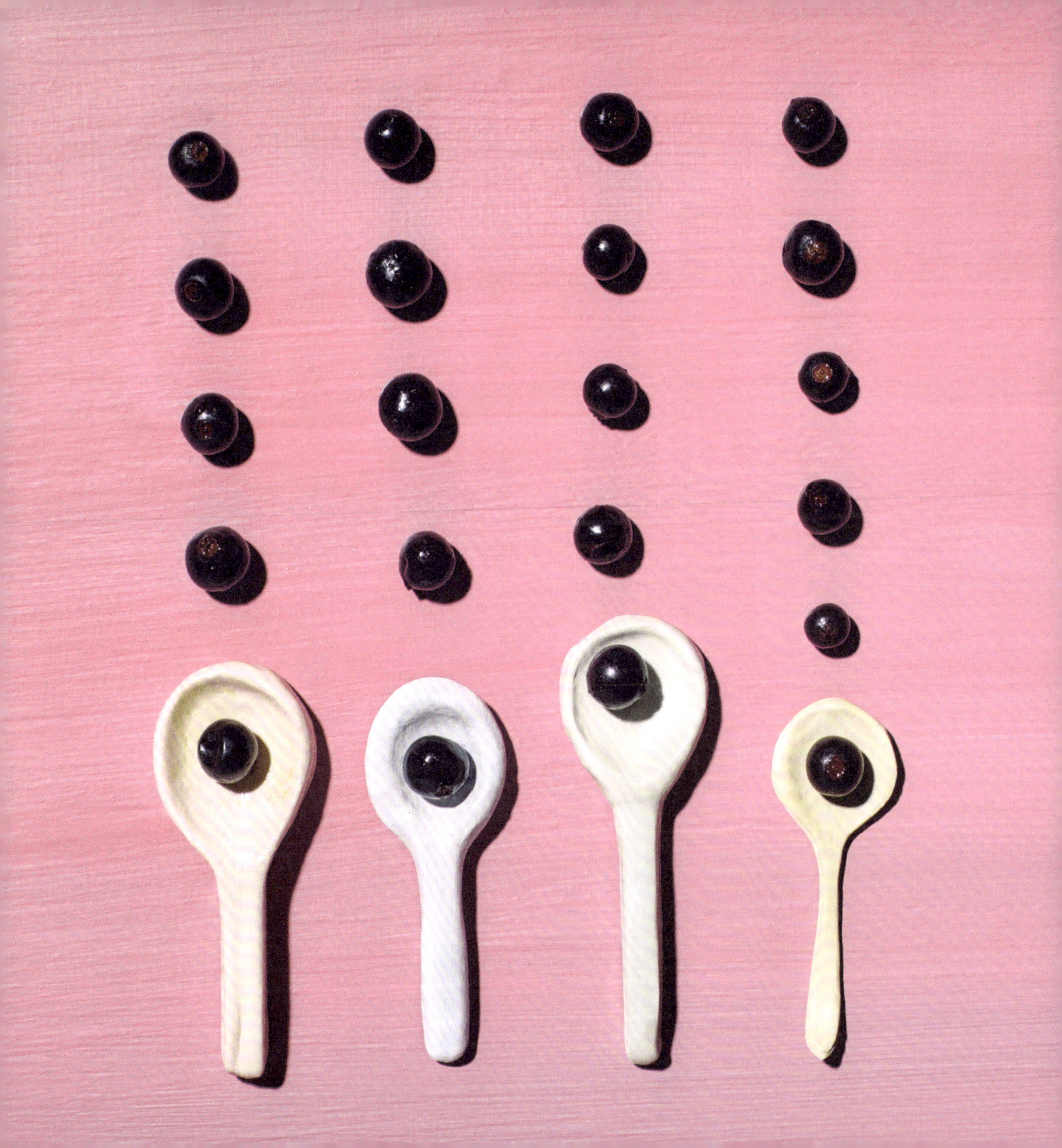

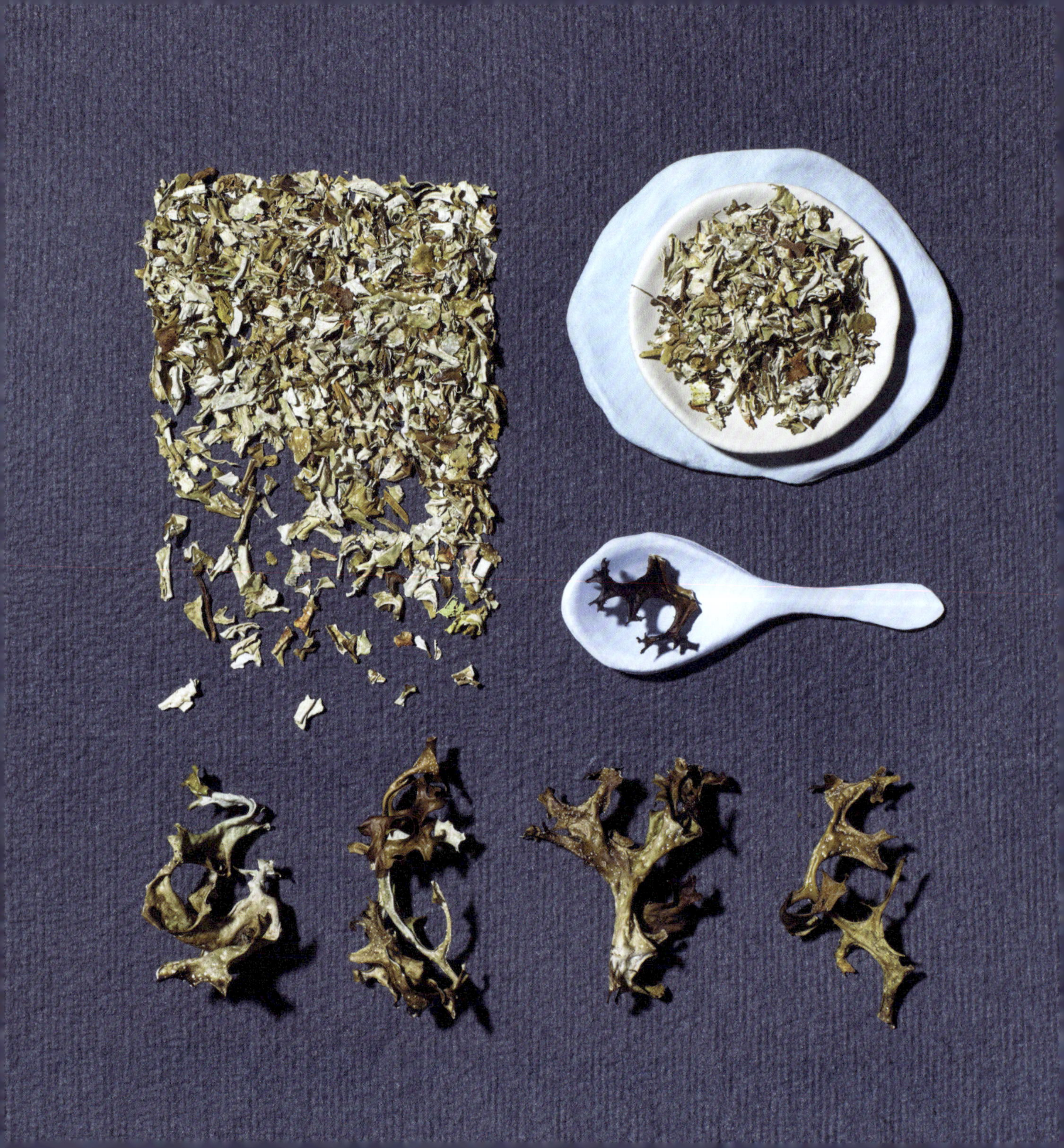

ISLÄNDISCHES MOOS

Befreit von trockenem Husten und dem Unwillen, an Elfen zu glauben

- ISLAND

Die Existenz von Trollen und Elfen, den verborgenen mythischen Wesen *(Huldufólk)* Islands, wird von einem Großteil der isländischen Bewohner nicht infrage gestellt. Viele Isländer schwören, diese fantastischen Wesen gesichtet zu haben. Ein Land mit einer derartig facettenreichen Einwohnerschaft – egal, ob mystischer oder menschlicher Natur – hat natürlich auch großartige Heilmittel zu bieten. Über die Landesgrenzen hinaus bekannt ist Isländisches Moos, das bei trockenem Husten und gereizten Atemwegen schnell Linderung bringt.

- NICI

MAN NEHME

1 TL Isländisches Bio-Moos

250 ml kochendes Wasser

Honig, bei Bedarf

LOS GEHT'S

Einen Teelöffel Isländisches Moos mit 250 Milliliter kochendem Wasser übergießen, danach nur wenige Minuten ziehen lassen, da der Tee sehr bitter ist. Den Aufguss abseihen.

Sollte er zu bitter schmecken, kann der Tee mit etwas Honig gesüßt werden.

WARUM ES FÜR UNS FUNKTIONIERT

Durch seinen hohen Anteil an Schleimstoffen (Lichenin) lindert Isländisches Moos unangenehmen Reizhusten sowie entzündete Atemwege. Die Schleimstoffe umschließen die gereizten und kratzenden Bereiche im Hals und verhindern somit das Eindringen weiterer Krankheitserreger. Isländisches Moos ist auch reich an folgenden Vitaminen: A, B1 und B12.

In der Volksheilkunde geht die Anwendung weit über den Einsatz bei Reizhusten hinaus – Bronchitis, Tuberkulose und Keuchhusten werden ebenfalls damit behandelt. Früher war die wohltuende Flechte in Island ein Bestandteil der täglichen Ernährung.

HONIG-KOMPRESSE

Zur schnellen Wundheilung

– NEUSEELAND

Manuka-Honig, das flüssige Gold Neuseelands, ist einzigartig in seiner Heilkraft. Der von fleißigen Bienen aus dem Blütennektar der Südseemyrte (*Manuka*) erzeugte Honig wurde schon von den Maoris, den Ureinwohnern Neuseelands, innerlich und äußerlich als Heilmittel verwendet. Die antibakterielle Wirkung des »medizinischen Honigs« ist mittlerweile Gegenstand wissenschaftlicher Studien, die belegen konnten, dass antibiotikaresistente Bakterien mit Manuka-Honig bekämpft werden können. Der Honig wirkt als Wundauflage selbst bei schlecht abheilenden Hautverletzungen, er hilft der Haut generell, schneller zu heilen, und verhindert Narbenbildung. Er wird bei der Behandlung von Hautunreinheiten, Neurodermitis, Verbrennungen sowie Schnitt- und Schürfwunden geschätzt.

– NICI

MAN NEHME

Manuka-Honig mit mindestens MGO™ 250+ aus kontrolliert biologischem Anbau

1 sterilen Spatel

1 Mullbinde/-verband

LOS GEHT'S

Die Wunde sorgfältig säubern und abtrocken. Nun mit einem sterilen Spatel eine Schicht Manuka-Honig auf die Verletzung auftragen. Wunde und Honig mit einer Mullbinde locker abdecken.

Der heilende Honig wirkt nun als natürliches Desinfektionsmittel direkt auf der Verletzung und schützt die Wunde vor Erregern und Keimen. Den Wickel so oft wie nötig mit einer frischen Schicht Honig wiederholen.

WARUM ES FÜR UNS FUNKTIONIERT

Manuka-Honig enthält Methylglyoxal, kurz MGO. Je höher der MGO-Gehalt, desto höher die antibakterielle, antivirale und antiseptische Wirkung und damit auch die Wirkung bei Entzündungen. Für Wundbehandlungen wird ein MGO™ von mindestens 100+ oder noch besser von MGO™ 250+ empfohlen.

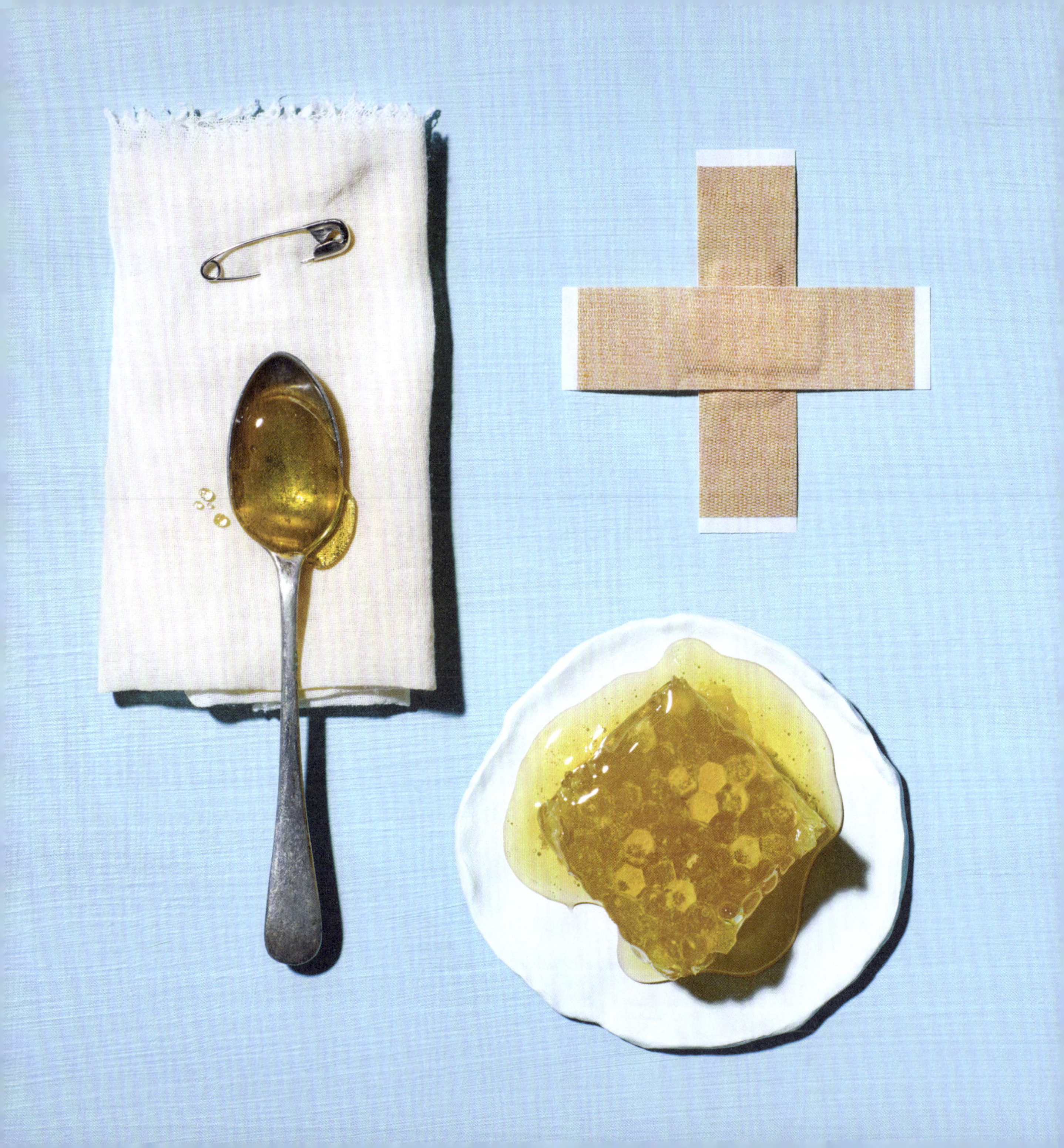

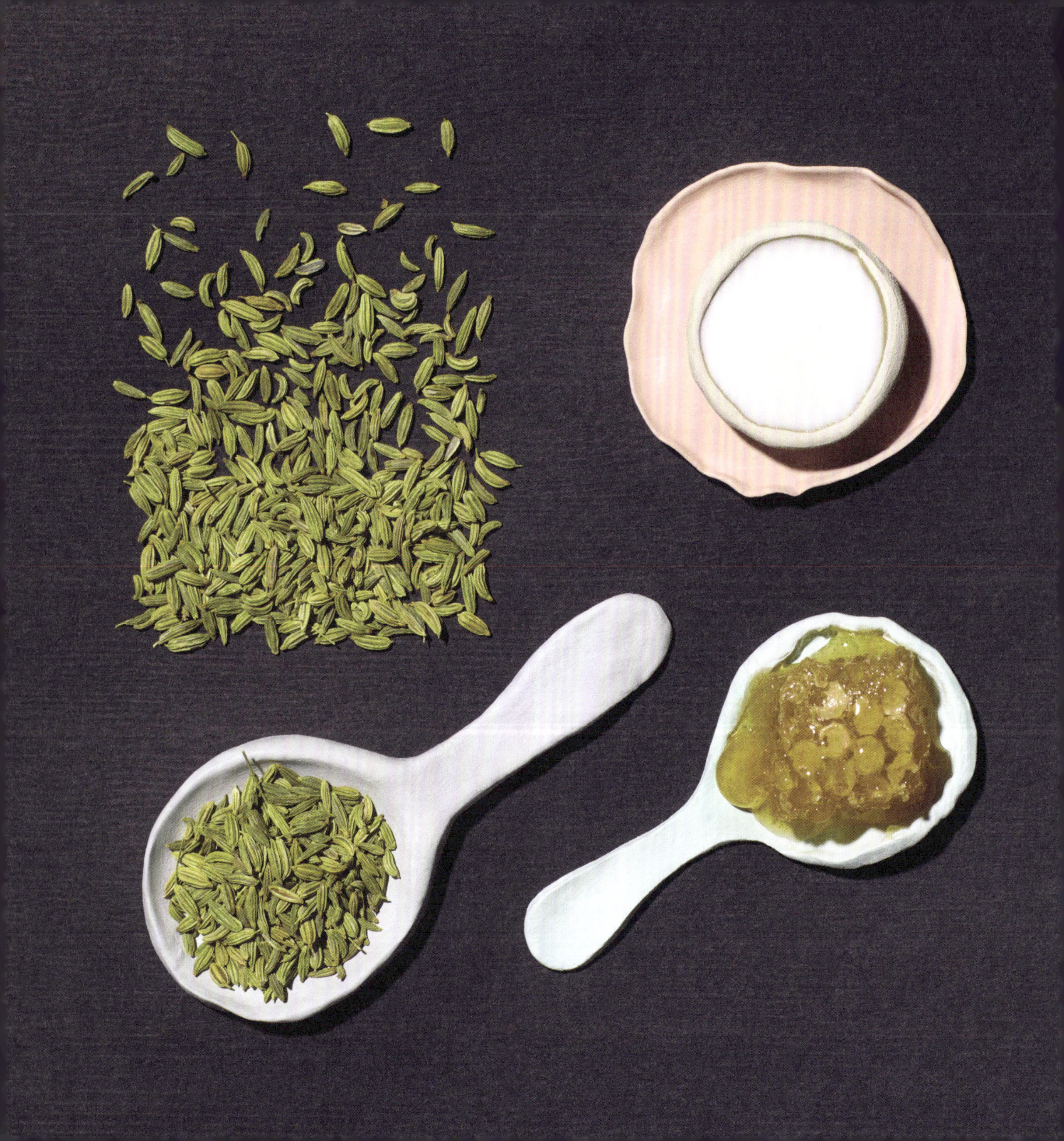

HONIG-FENCHEL-MILCH

Allroundmittel bei Infekten der Bronchien und Nebenhöhlen

- NEUSEELAND

Flüssiger Goldrausch hat Neuseeland fest im Griff. Der Manuka-Honig ist mittlerweile weltweit so begehrt, dass der daraus resultierende Preisanstieg die Entstehung einer knallharten Manuka-Mafia zur Folge hatte. Hunderte Bienenvölker wurden 2015 im bitteren Manuka-Krieg vergiftet oder gestohlen. Die zahlreichen Konflikte und die steigende Kriminalität rund um den Manukaa-Honig führen auch zu Manuka-Honig-Fälschungen, daher beim Kauf immer auf Herkunftsort und MGO™-Gehalt achten, um den richtigen Honig zum Hustenstillen zu verwenden.

- NICI

MAN NEHME

250 ml Bio-Vollmilch

2-3 TL Fenchelsamen

1 EL Manuka-Honig MGO™ 250+ aus kontrolliert biologischem Anbau

LOS GEHT'S

Die Fenchelsamen zusammen mit der Milch in einen Topf geben und aufkochen lassen. Topf vom Herd nehmen und alles fünf Minuten ziehen lassen. Die Fenchelmilch durch ein Sieb abseihen, leicht abkühlen lassen. Die warme Fenchelmilch in eine Tasse füllen, den Manuka-Honig dazugeben und verrühren, bis er sich aufgelöst hat.

Dann heißt es nur noch: zurücklehnen, trinken und die wohltuende Wirkung genießen.

WARUM ES FÜR UNS FUNKTIONIERT

Die Milch lindert besonders trockenen Husten, beruhigt und sorgt für einen erholsamen Schlaf.

Bei Atemwegserkrankungen wie Husten, Bronchitis oder Sinusitis (Nebenhöhlenentzündung) wirkt der antibakterielle, antivirale und antiseptische Manuka-Honig nachweislich durch seinen Hauptwirkstoff Methylglyoxal (MGO).

Fenchel wirkt antibakteriell, entzündungshemmend und schleimlösend.

ARNIKA-ÖL

Erste Hilfe bei Prellungen und Muskelkater

- EUROPA

Für selbst gemachtes Arnika-Öl ist meine Oma oft in den österreichischen Alpen herumgekraxelt, um frische Arnikablütenblätter zu pflücken. Gesammelt wurden die Kräuter stets bei warmem und trockenem Wetter – was das Herumwandern zu einem besonderen Vergnügen machte. Die Blüten wurden schon am Berg vorsichtig in ein Baumwollgeschirrtuch eingeschlagen und danach auf demselben Tuch getrocknet. Heute steht Arnika in vielen europäischen Gebieten unter Naturschutz und sollte deshalb nicht mehr in der freien Natur gesammelt werden. Am besten werden die Blüten bereits getrocknet gekauft, da sie sich in getrocknetem Zustand besonders gut zur Öl-Zubereitung eignen.

- NICI

MAN NEHME

getrocknete Arnikablütenblätter in Bio-Qualität

kalt gepresstes Bio-Olivenöl, nach Bedarf

1 Schraubglas mit luftdichtem Verschluss

1 dunkle Glasflasche

LOS GEHT'S

Ein sauberes Schraubglas zu einem Drittel mit getrockneten Arnikablütenblättern füllen. Danach das Glas mit Olivenöl auffüllen, die Blüten sollten alle vom Öl bedeckt sein. Das Glas fest verschließen. Das Arnika-Öl nun an einem sonnigen Platz durchziehen lassen, hin und wieder etwas schütteln.

Nach vier bis fünf Wochen ist das Öl fertig. Die Blütenblätter können nun abgeseiht werden. Das verbleibende Öl in eine kleinere, dunkle Glasflasche umfüllen. Das fertige Öl sollte eine tiefgelbe Farbe angenommen haben.

WARUM ES FÜR UNS FUNKTIONIERT

Arnika-Öl wirkt nicht nur schmerzstillend, sondern auch antiseptisch und entzündungshemmend – ideal für die äußerliche Anwendung bei Muskelkater, Prellungen und Blutergüssen. Schwellungen bilden sich zurück, und der Schmerz lässt nach.

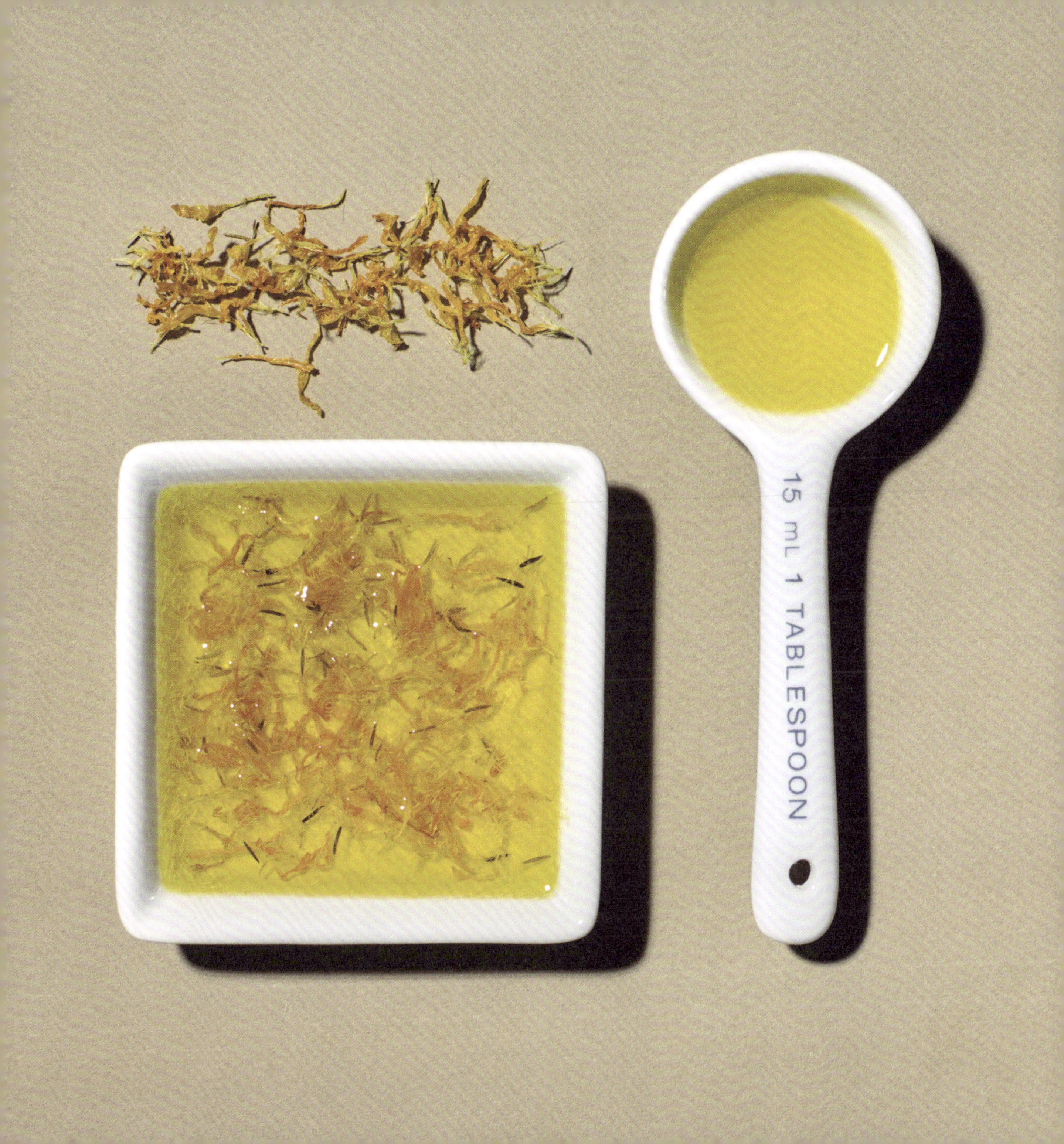
15 mL 1 TABLESPOON

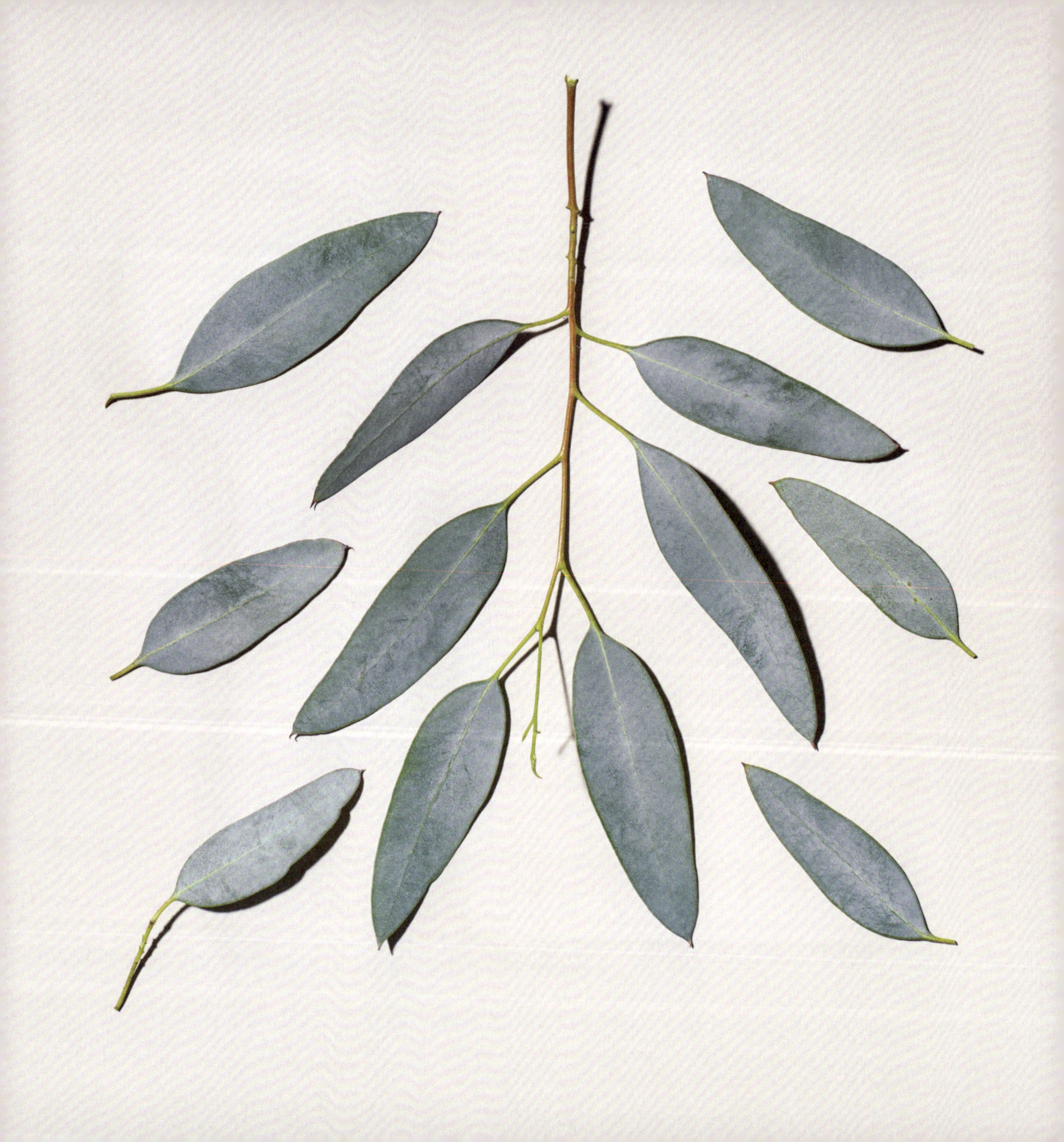

EUKALYPTUS-DAMPFBAD

Befreit von Husten und Schnupfen

- AUSTRALIEN

Eukalyptus sieht unglaublich gut aus und riecht stark und aromatisch – er macht sich im Bad allerdings weitaus besser als in der Vase. Als Büschel in der Dusche aufgehängt, entfalten sich die natürlichen ätherischen Öle wundervoll im warmen Wasserdampf. Das Dusch-Bouquet wirkt erfrischend, belebend und riecht einfach hervorragend. Um Husten und Schnupfen gezielt zu behandeln, ist es noch besser, mit Eukalyptus zu inhalieren.

- NICI

MAN NEHME

3–5 EL zerkleinerte Eukalyptusblätter oder alternativ Eukalyptusöl

450 ml heißes Wasser

LOS GEHT'S

Die zerkleinerten Eukalyptusblätter und das heiße Wasser in eine große flache Schüssel oder einen weiten Topf geben. Den Kopf darüber halten, Kopf und Schultern mit einem großen Handtuch bedecken. In tiefen Atemzügen die Eukalyptusdämpfe einatmen. Das Dampfbad drei- bis viermal täglich wiederholen, bis die Beschwerden abklingen.

WARUM ES FÜR UNS FUNKTIONIERT

Das in den Blättern enthaltene Eukalyptusöl, besonders die Substanz Cineol, löst verschleimten Husten und befreit verstopfte Nasen. Das Öl wirkt außerdem leicht krampflösend und weist einen kühlenden Effekt auf. Der Geruch wirkt belebend.

SANDDORN-ÖLWICKEL

Zur Regeneration der Haut bei Sonnenbrand

- ASIEN

Die Haut ist heiß und gerötet, der Sand, der sich gerade noch so wundervoll angefühlt hat, kratzt plötzlich schmerzhaft auf der Haut. Der Tag am Meer hat perfekt begonnen, doch nun macht sich ein dreister Sonnenbrand bemerkbar und bremst die Euphorie. Um die Haut schonend zu reparieren, wirkt ein Sanddornölwickel feuchtigkeitsspendend, entzündungshemmend sowie schmerzlindernd. Selbst ohne einen Sonnenbrand ist Sanddornöl ein hochwertiges Multivitaminöl für die Hautpflege, da es Faltenbildung und Alterungserscheinungen der Haut entgegenwirkt.

- NICI

MAN NEHME

50–100 ml Sanddornöl

1 Baumwolltuch

LOS GEHT'S

Bei Sonnenbrand solltest Du sofort aus der Sonne gehen und der Haut etwas Gutes tun: Dafür ein Baumwolltuch in Sanddornöl tränken und dann etwa dreißig bis vierzig Minuten auf die sonnenverbrannte Hautstelle legen. Nach Entfernen der Auflage die Reste des Öls einziehen lassen. Die Anwendung jeden Tag wiederholen, bis der Sonnenbrand abgeklungen ist. Achtung: Sollte der Sonnenbrand so heftig sein, dass sich auf der Haut Blasen bilden, unbedingt einen Arzt aufsuchen!

WARUM ES FÜR UNS FUNKTIONIERT

Die Inhaltsstoffe Vitamin C, Carotinoide und insbesondere Betacarotin machen Sanddornöl zur idealen Hautpflege bei Sonnenbrand. Zudem wirkt Sanddornöl feuchtigkeitsspendend, entzündungshemmend, schmerzlindernd und antiseptisch. Es liefert also alles, was die gerötete Haut jetzt braucht. Provitamin A, Vitamin B12 und Vitamin C straffen und nähren die Haut.

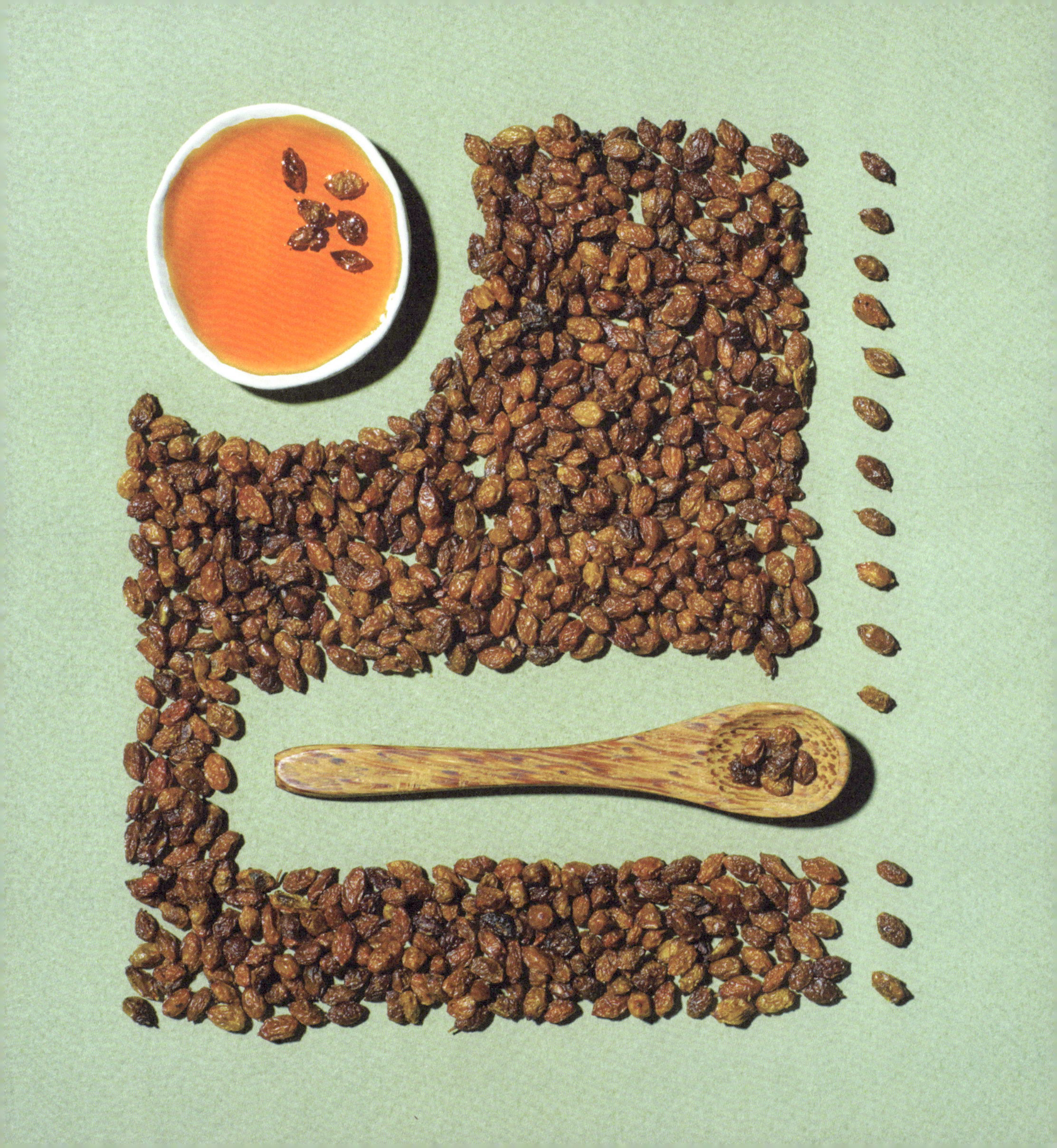

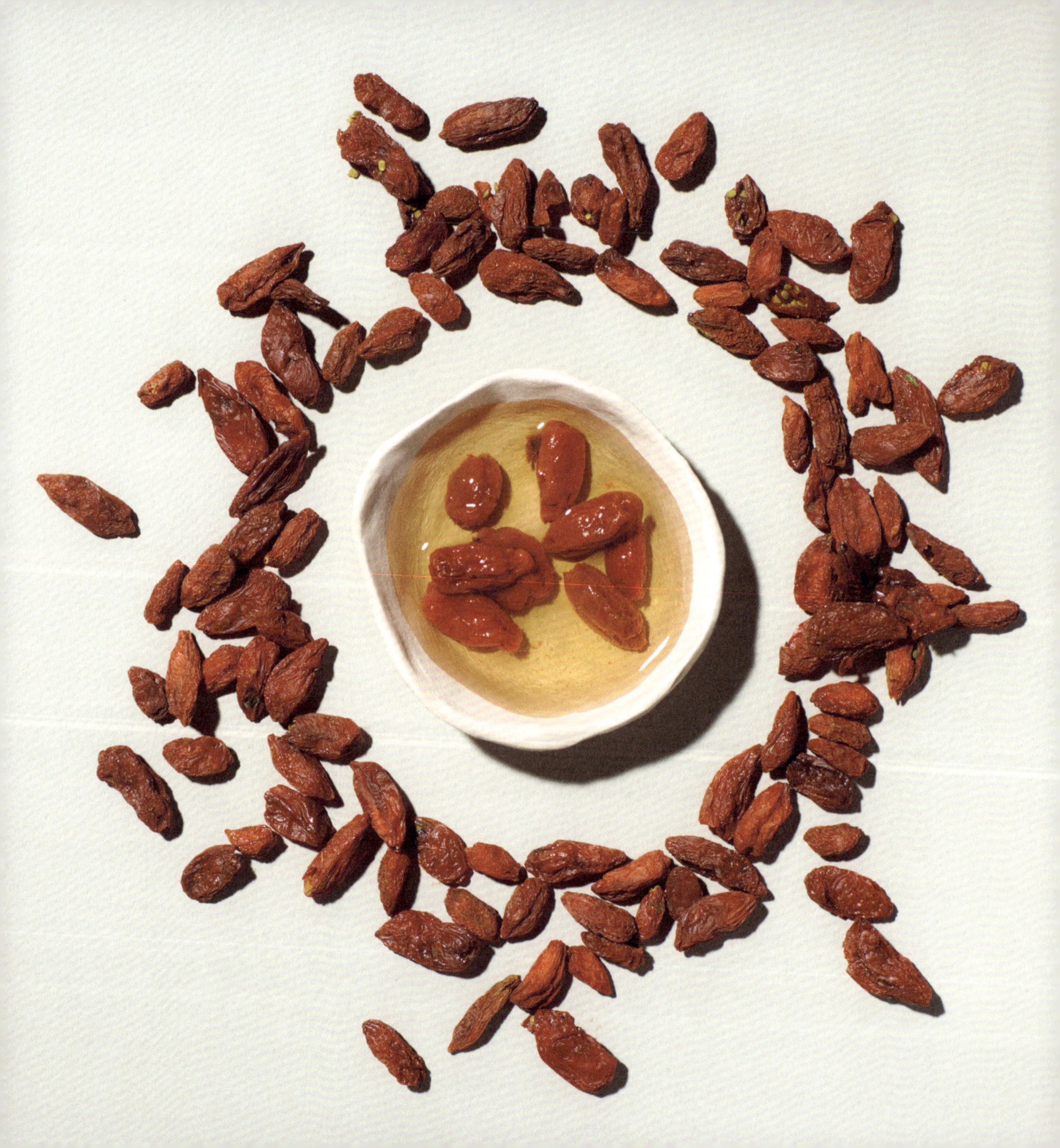

GOJIBEEREN-DRINK

Ein Jungbrunnen für die Augen

- CHINA

Obwohl China als größter Produzent von Gojibeeren bekannt ist, eignet sich diese Beerenpflanze auch zum Anbau in unseren europäischen Gärten hervorragend. Sie wurde in England schon im Jahr 1730 vom Duke of Argyll eingeführt, jedoch damals nur als Hecken- und Dekorationspflanze genutzt. Gojibeeren sind sehr nahrhaft und gelten in Asien als wahrer »Jungbrunnen«.

– KARIN

MAN NEHME

1 gehäuften EL frische oder getrocknete Gojibeeren

250 ml Wasser

LOS GEHT'S

Die Gojibeeren mit warmem oder kaltem Wasser übergießen und zehn Minuten ziehen lassen. Anschließend abseihen und den Sud trinken.

Natürlich kann man die Beeren auch einfach so essen, alle, auch die eingeweichten sollten nicht verschwendet werden.

WARUM ES FÜR UNS FUNKTIONIERT

Die Gojibeere stärkt das Immunsystem, ist reich an Selen, Zink, Eisen sowie an den Vitaminen A, B, C und E. Außerdem hat sie einen hohen Anteil an Zeaxanthin und Lutein, die vor Alterssichtigkeit schützen. Das ist noch nicht alles: Alle essenzielle Aminosäuren sind in der kleinen Gojibeere vorhanden. Man weiß, dass sie die Insulinsensitivität erhöht, den Blutzuckerspiegel reguliert und die Neubildung von Leberzellen stimuliert.

KINDER-LEICHTE »HUSTEN-ZUCKERL«

Süße Medizin nicht nur für kleine Patienten

- SRI LANKA

Das Angebot ist groß: »Hustenzuckerl«, Pastillen, Lutschtabletten – meistens voll mit Zucker und unnötigen chemischen Zusätzen. Gerade bei Kindern ist es jedoch empfehlenswert, die chemischen Stoffe und den nachweislich ungesunden Zucker zu vermeiden. Die Alternative: selbst gemachte Hustenpastillen, die im Handumdrehen hergestellt werden können, am besten zusammen mit den kleinen Patienten.

- NICI

MAN NEHME

120 ml Kokosöl

150 ml Honig

1 TL gemahlenen Zimt

1 Eiswürfelform mit kleinen Einheiten

LOS GEHT'S

Das Kokosöl im warmen Wasserbad flüssig werden lassen. Anschließend mit den restlichen Zutaten in einen Mixer geben und gut vermischen. Die noch flüssige Masse in eine Eiswürfelform mit kleinen Einheiten gießen. Dann heißt es: Ab ins Tiefkühlfach damit!

Die »Hustenzuckerl« bei Bedarf einzeln aus dem Tiefkühlfach entnehmen und dem (kleinen) Patienten sofort zum Lutschen geben. Dann sollte bald Besserung eintreten.

WARUM ES FÜR UNS FUNKTIONIERT

Honig stärkt das Immunsystem, ist antibakteriell, schleimlösend, krampflösend und wundheilend.

Das beruhigende Kokosöl wirkt antibakteriell.

Zimt ist entzündungshemmend, antiviral, antibakteriell und zudem randvoll mit Antioxidantien.

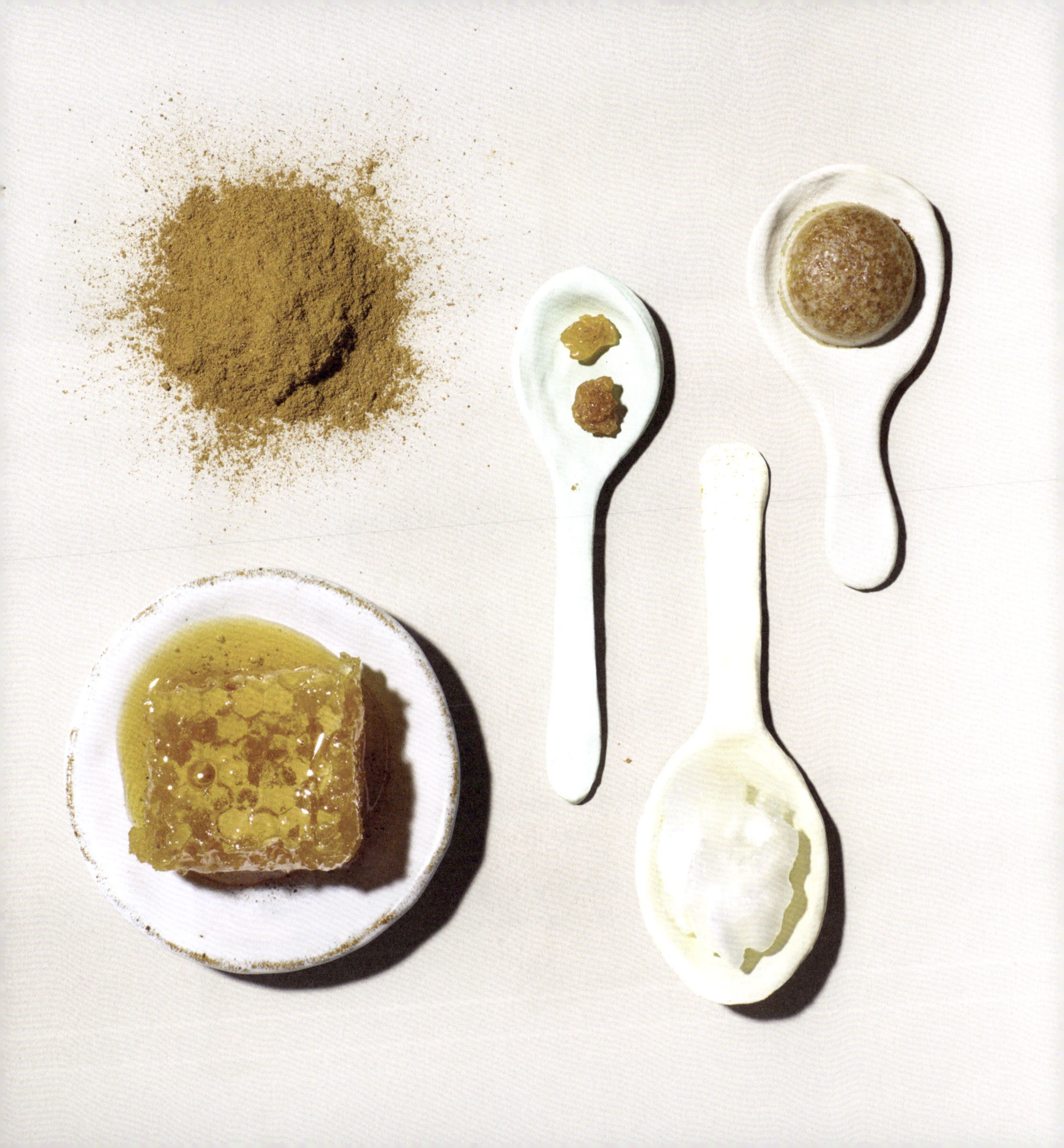

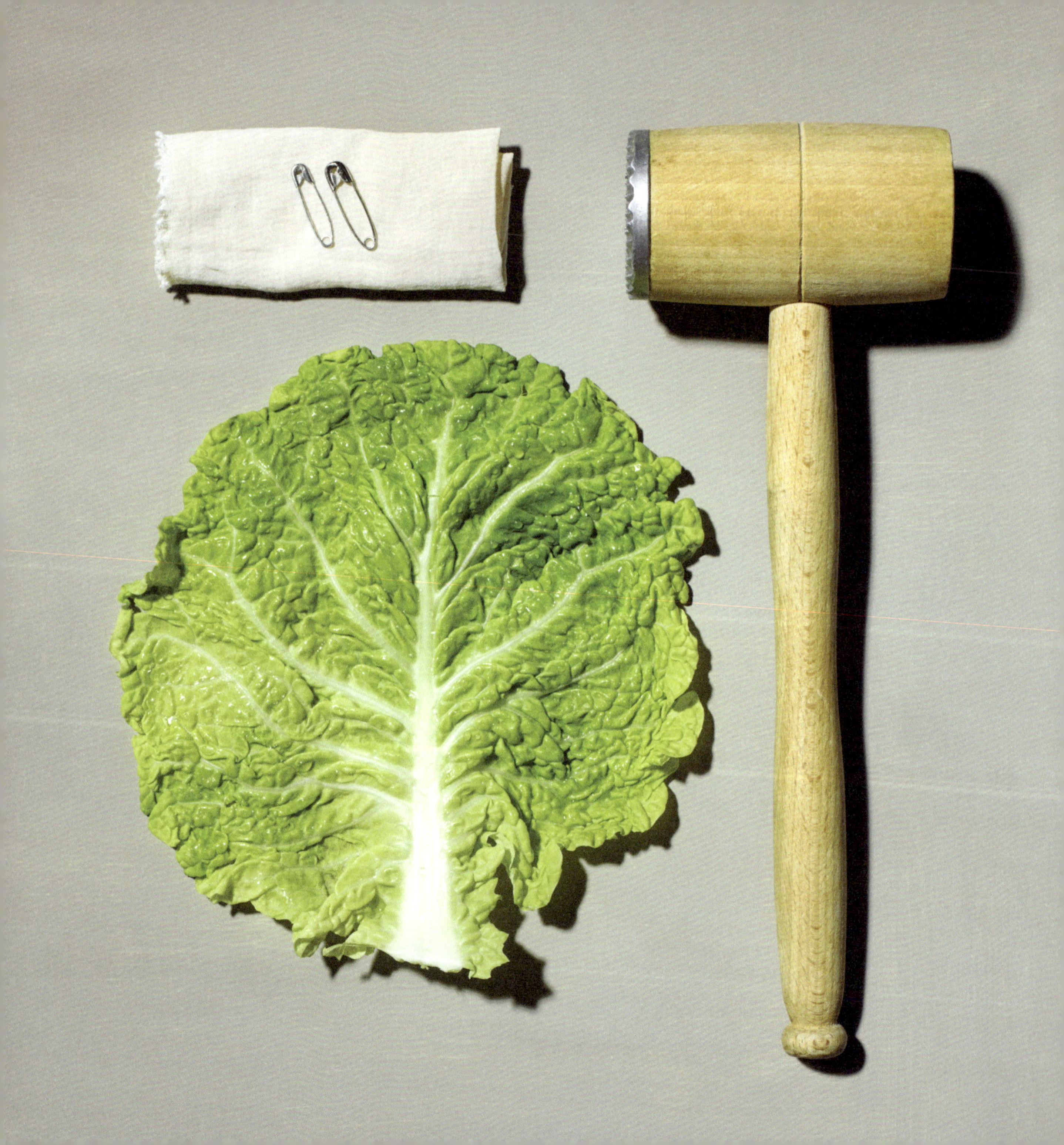

KOHLWICKEL

Hilft bei Prellungen und Schwellungen

- SCHWEIZ

Dieses Rezept habe ich von einer Schweizerin, die mit einem Griechen verheiratet ist und in London lebt. Genauso international, wie die beiden kochen – ein wunderbarer Mix aus griechischer, schweizerischer und englischer Küche –, sind ihre Haus- und Heilmittel. Dieses bescheidene Kohlblatt hilft bei Prellungen, Schwellungen und Quetschungen der Haut. Aber bevor es losgeht, kriegt das Blatt selbst noch etwas Haue ab.

- NICI

MAN NEHME

2–4 Wirsing- oder Weißkohlblätter in Bio-Qualität

1 Fleischklopfer

Frischhaltefolie

1 Stoffverband

LOS GEHT'S

Die äußeren, dunkelgrünen Blätter – diese sind dick und enthalten einen höheren Anteil Flüssigkeit – waschen und gut abtrocknen. Den etwas harten Strunk in der Mitte der Blätter keilförmig herausschneiden. Die Blätter auf eine nicht saugfähige Unterlage legen und mit dem Fleischklopfer vorsichtig bearbeiten, bis sie weich sind und der Saft (der eigentliche Wirkstoff) austritt. Nun sind die Blätter fertig vorbereitet für die Anwendung.

Die Kohlblätter nun überlappend auf die Prellung oder Quetschung auflegen. Frischhaltefolie kann verwendet werden, um die austretende Flüssigkeit in Schach zu halten. Alles mit dem Stoffverband fixieren, und fertig ist der Wickel. Nun mehrere Stunden einwirken lassen. Die Prozedur täglich wiederholen, mit wickelfreien Atempausen für die Haut, bis Besserung eintritt.

WARUM ES FÜR UNS FUNKTIONIERT

Die freigesetzten Öle und andere Substanzen aus dem Kohl – wie Kupfer, Kalium und die Vitamine C, B, E – wirken entzündungshemmend. Außerdem öffnen die Wirkstoffe die Hautporen, was dazu beiträgt, Giftstoffe aus dem Körper zu entfernen.

HOT TODDY

Mit Genuss gegen Erkältungen und Unwohlsein

- ENGLAND

In England wird ja alles mit einer *positive attitude* bewältigt, auch Erkältungen. Wenn die berühmte englische Tasse Tee nicht reicht, um sich besser zu fühlen, und selbst das Motto *Keep calm and carry on* (Bleib ruhig und mach weiter) versagt, dann gibt's zur Not noch den »Hot Toddy« gegen Erkältungen und allgemeines Unwohlsein. Allerdings - selbst ohne Erkältung ist dieser Drink eine gern genossene Wohltat.

- NICI

MAN NEHME

2 EL Whisky

½ Zitrone

2 TL Honig

1 Zimtstange

250 ml heißes Wasser

LOS GEHT'S

Die halbe Zitrone auspressen. Whisky, Zitronensaft und Honig in einer großen Teetasse mischen. Mit heißem Wasser auffüllen und umrühren, bis sich der Honig völlig aufgelöst hat. Zum Schluss kommt die Zimtstange dazu. *Enjoy and get well soon!* (Genieße es und werde bald wieder gesund!)

WARUM ES FÜR UNS FUNKTIONIERT

Dank ihrem hohen Gehalt an Vitamin C und Flavonoiden sind Zitronen eine bekannte Waffe gegen Erkältungen. Sie weisen außerdem antibakterielle, entzündungshemmende sowie antivirale Eigenschaften auf.

Honig hilft, das Immunsystem zu stärken, ist antibakteriell und schleimlösend.

Zimt wirkt entzündungshemmend, antiviral sowie antibakteriell und steckt voller Antioxidantien.

Die abschwellende Wirkung der kleinen Menge Whisky befreit verstopfte Nasen.

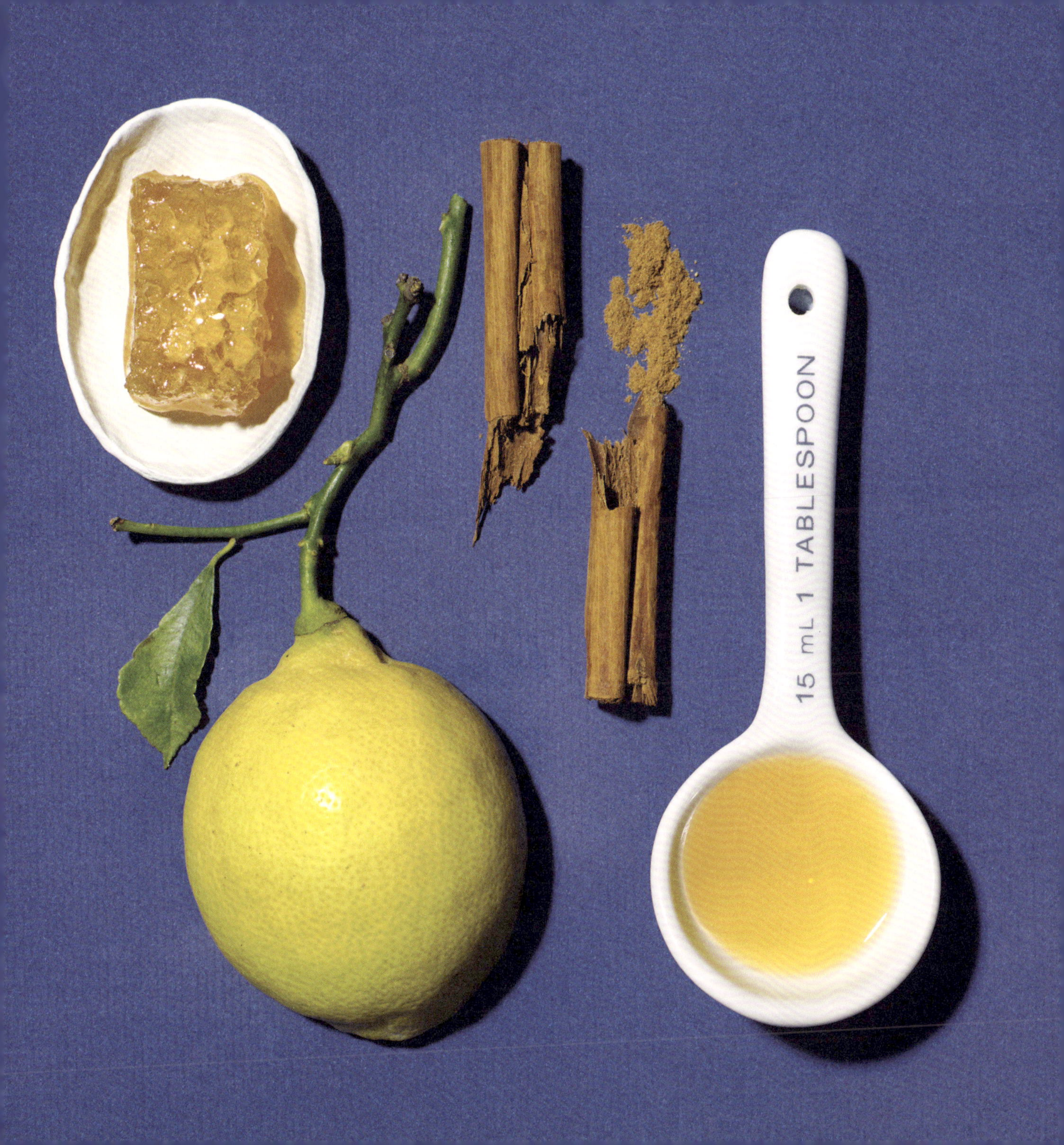
15 mL 1 TABLESPOON

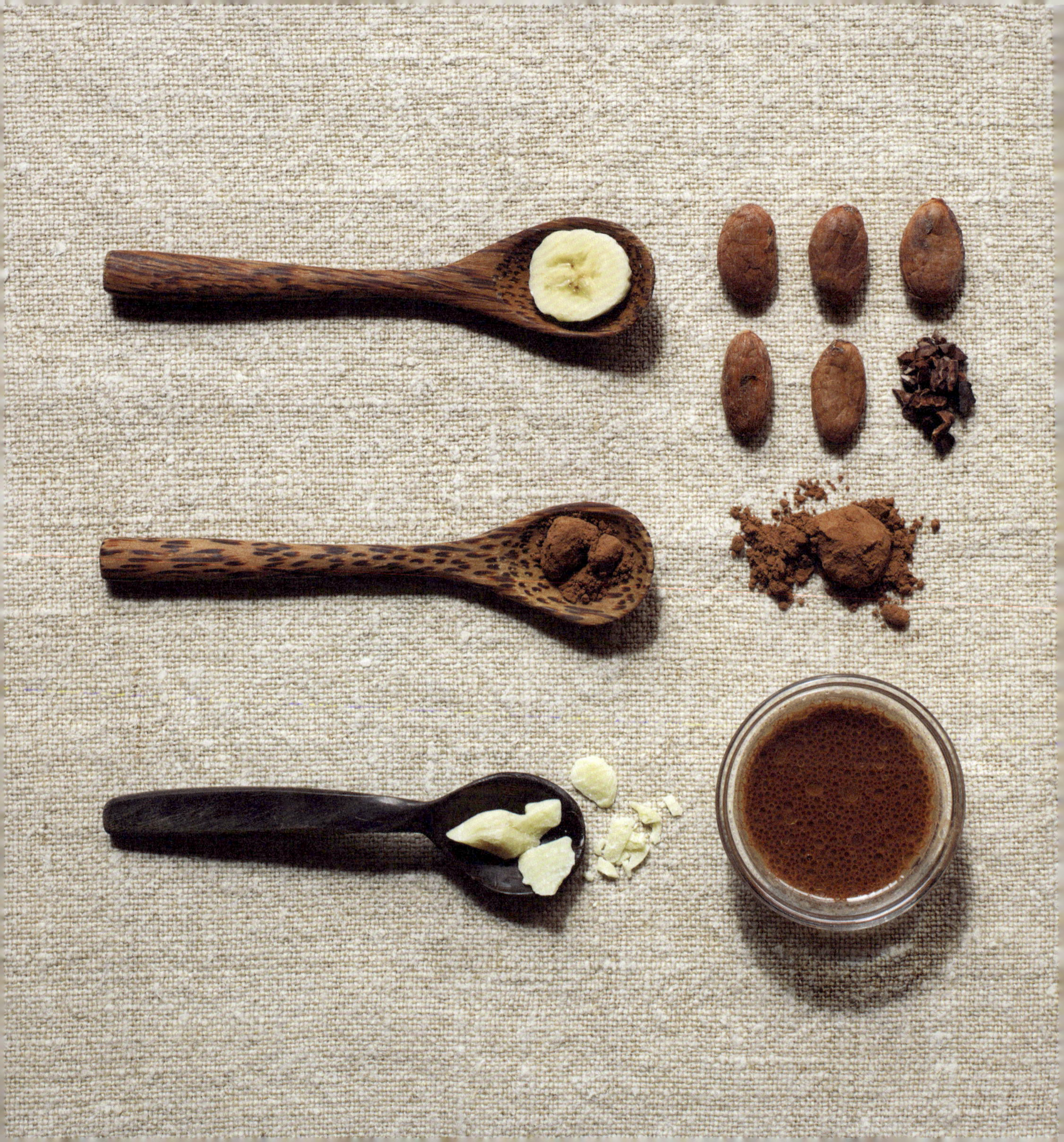

GETRÄNK DER GÖTTER

Zur Stärkung, gegen Husten und schlechte Laune

- MITTELAMERIKA

Zu Recht wird dieser Trank auch »Getränk der Götter« genannt. Die Kakaobohne wird nach der Ernte fermentiert, geröstet und seit dem 19. Jahrhundert vor der Verarbeitung leider oft industriell alkalisiert, um den Geschmack zu verstärken und die Bitterkeit zu reduzieren. Das Kakaopulver verliert dadurch viele seiner gesunden Eigenschaften, bevor es als Schokolade auf unserer Zunge zergehen darf. Die Kakaobohne enthält ursprünglich aber so viele Flavonoide, dass sie trotz intensiver Behandlungen immer noch höhere Anteile an heilsamen Inhaltsoststoffen hat als viele andere gesunde Nahrungsmittel. Ich habe viele Kakaogetränk-Variationen ausprobiert. Dabei verwende ich vorzugsweise fermentierten Rohkakao, der nicht geröstet oder zumindest nicht alkalisiert wurde. Bei diesem Rezept habe ich mich vom Kunavolk aus Panama inspirieren lassen.

- KARIN

MAN NEHME

2 gehäufte TL Rohkakaopulver

½ TL Kakaobutter

1 Banane – wenn's süß sein soll

250 ml Wasser

LOS GEHT'S

250 Milliliter Wasser in einem Topf erhitzen. Die geschälte, in Scheiben geschnittene Banane hinzufügen und zehn Minuten bei ganz kleiner Hitze einköcheln. Das Bananenwasser vom Herd nehmen, etwas abkühlen lassen, das Kakaopulver und die Kakaobutter dazugeben und etwa fünf Minuten lang rühren, bis die Flüssigkeit gut vermengt ist und die richtige Trinktemperatur hat. Herrlich!

WARUM ES FÜR UNS FUNKTIONIERT

Die Kakaobohne ist reich an Mineralien wie Magnesium, Eisen, Kalium, Calcium, Phosphor sowie den Vitaminen C, E und B. Antioxidantien wie Polyphenole und Flavonoide sind bekannt für ihre entzündungshemmenden Eigenschaften sowie ihre positive Wirkung auf unser Immunsystem. Theobromin unterdrückt den Hustenreiz. Die Inhaltstoffe der Kakaobohne wirken zudem stimmungsaufhellend und fördern die Gehirnfunktion.

ZITRONENREIS

Kuriert Magenverstimmungen und Durchfall

- ITALIEN

Wenn Magen und Darm um besondere Betreuung bitten, hilft Reis mit etwas Zitronensaft im Handumdrehen. Bisher stand bei den meisten eigentlich immer weißer Reis auf dem Speiseplan, aber brauner Reis ist wieder im Kommen und setzt sich durch! Da die Vollkorn-Variante reich an Ballast- und Nährstoffen ist, fragt man sich, wessen Idee es eigentlich war, die gehaltvolle Schale, die Kleie und den wertvollen Keimling des kostbaren Reiskorns zu entfernen.

- KARIN

MAN NEHME

1 Tasse Vollkornreis

1 Prise Salz

½ Zitrone

2 Tassen Wasser

LOS GEHT'S

Eine Tasse Reis mit zwei Tassen Wasser und einer Prise Salz aufkochen, dann bei geringer Hitze etwa 35 Minuten garen. Zitrone entsaften. Wenn der Reis fertig ist, den Saft daruntermischen.

Hör auf Deinen Magen und Darm und iss, so viel Du kannst.

WARUM ES FÜR UNS FUNKTIONIERT

Vollkornreis bindet Wasser im Darm, wirkt entzündungshemmend und ist sehr nahrhaft. Reis stärkt das Immunsystem, enthält Magnesium, Eisen, Vitamine der B-Gruppe und Kalium.

Salz ersetzt die Elektrolyte, die dem Körper durch den Durchfall fehlen.

Zitronensaft wirkt entzündungshemmend, elektrolytisch, verdauungsstimulierend und stoffwechselanregend.

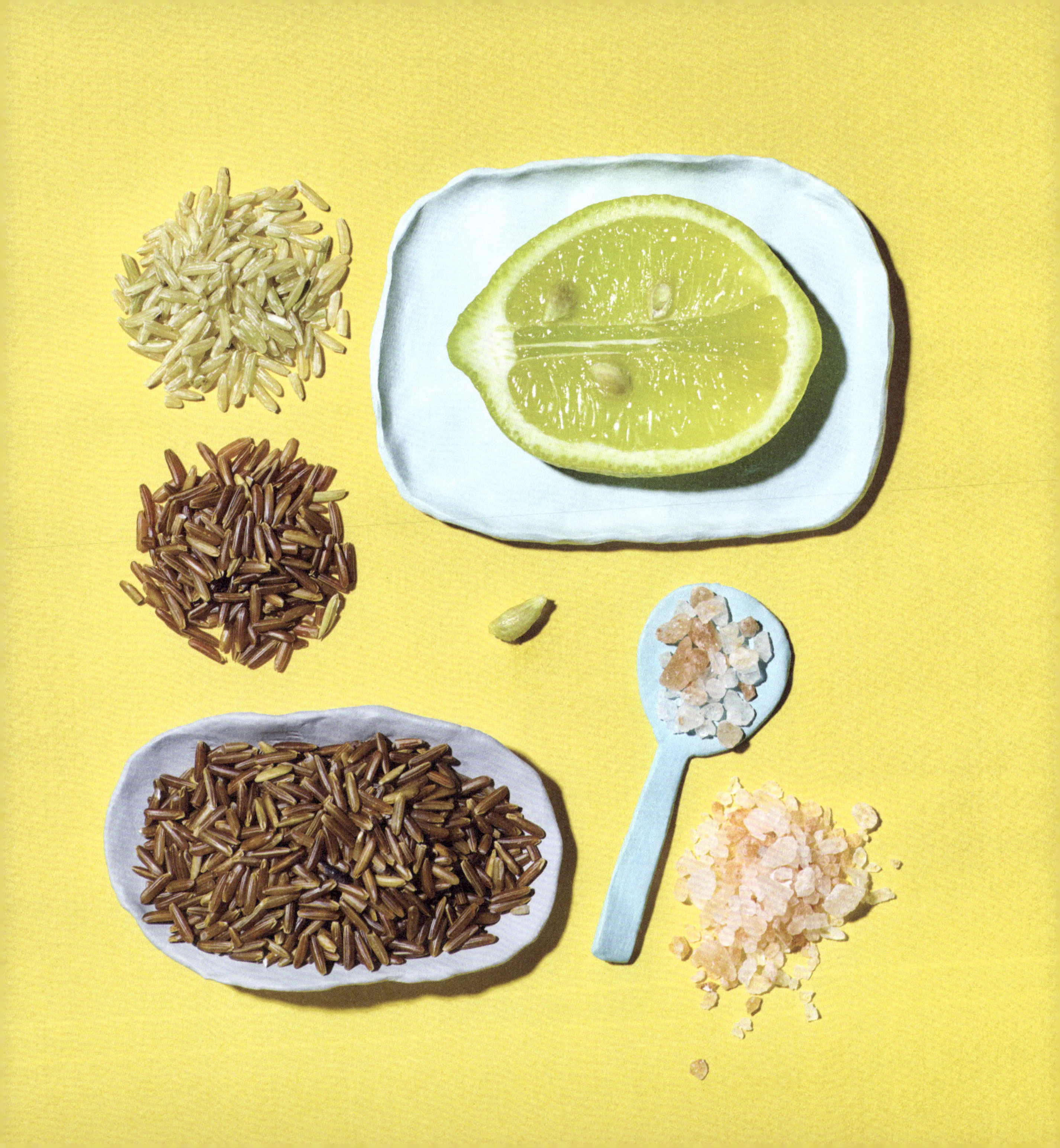

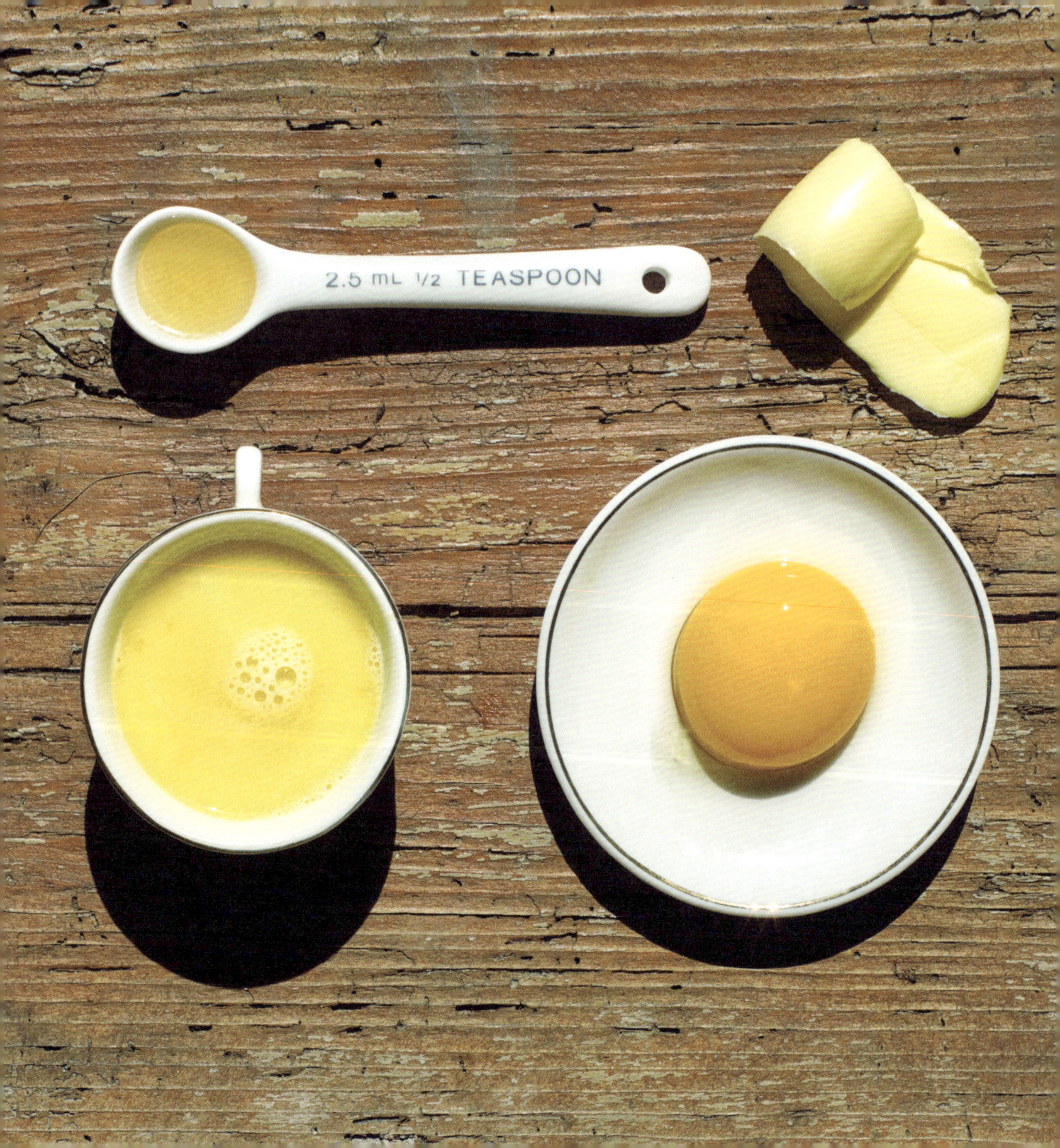
2.5 mL 1/2 TEASPOON

BABUSCHKAS ENERGIEMILCH

Macht bei einem Durchhänger fit

– RUSSLAND

Klingt verlockend, oder? Ich stelle mir einen »Cocktail« mit Strohhalm vor, nur eben mit gesunden Zutaten. Aber statt Barhocker ist das Bett angesagt, weil es uns gerade so richtig elend geht und wir schnellstens einen Kräftigungsdrink brauchen. Einen starken!

– KARIN

MAN NEHME

250 ml Milch

1 Ei

1 EL Butter

1 EL Honig

LOS GEHT'S

Die Milch etwas erwärmen, bis sie eine gute Trinktemperatur erreicht hat (nicht über vierzig Grad Celsius). Das rohe Ei, die Butter und den Honig mit der Milch vermischen, bis alles richtig aufgelöst ist. Genieße den »Cocktail« langsam und träume Dich an einen schönen Ort!

WARUM ES FÜR UNS FUNKTIONIERT

Warme Milch enthält stärkendes Protein, Kalium, Magnesium, Zink, Selen, Calcium, Vitamin D, B2, B12, und sie regt das Immunsystem an.

Honig wirkt antibakteriell, schleimlösend, krampflösend und wundheilend.

Butter ist reich an gesunden Fetten, Vitamin A, D, E, B12, K2 und Butyraten, welche entzündungshemmend wirken.

Das Ei enthält reichlich wertvolle Proteine, gesunde Fette, Vitamin A, D, E, K, B6, B5, B12, B2, Phosphor, Selen, Calcium, Zink und Folsäure.

ZITRONEN-SIRUP

Ideal bei Husten und Erkältung

- INDIEN

Schon wieder eine köstliche Mischung. Ihre schmackhaften Zutaten lesen sich wie der Beginn eines Tortenrezeptes. Schade, dass wir an Hustenreiz leiden und die Euphorie sich in Grenzen hält. Zitrone und Honig als Mischung ist uns bekannt, aber die Zugabe von Ceylon-Zimt ist ein indischer Geheimtipp und verleiht dieser Variation eine ganz besondere Note.

- KARIN

MAN NEHME

1 Zitrone

1 EL Honig

1 TL Zimtpulver (echter Ceylon-Zimt)

LOS GEHT'S

Die Zitrone auspressen und ihren Saft mit Honig und Zimtpulver so lange verrühren, bis alles gut in der Flüssigkeit aufgelöst ist. Trinke den Sirup löffelweise und sehr langsam.

WARUM ES FÜR UNS FUNKTIONIERT

Zitronen unterstützen die Verdauung, sind reich an Vitamin C und Flavonoiden und besitzen antibakterielle, entzündungshemmende, antivirale und reinigende Kräfte.

Honig stärkt das Immunsystem, wirkt antibakteriell, schleimlösend, krampflösend und wundheilend.

Zimt hemmt Entzündungen, wirkt gegen Viren, Bakterien und Pilze. Er reguliert den Blutzuckerspiegel und erhöht die Insulinsensitivität. Außerdem ist das Gewürz vollgepackt mit Antioxidantien, die uns vor Zellschäden schützen.

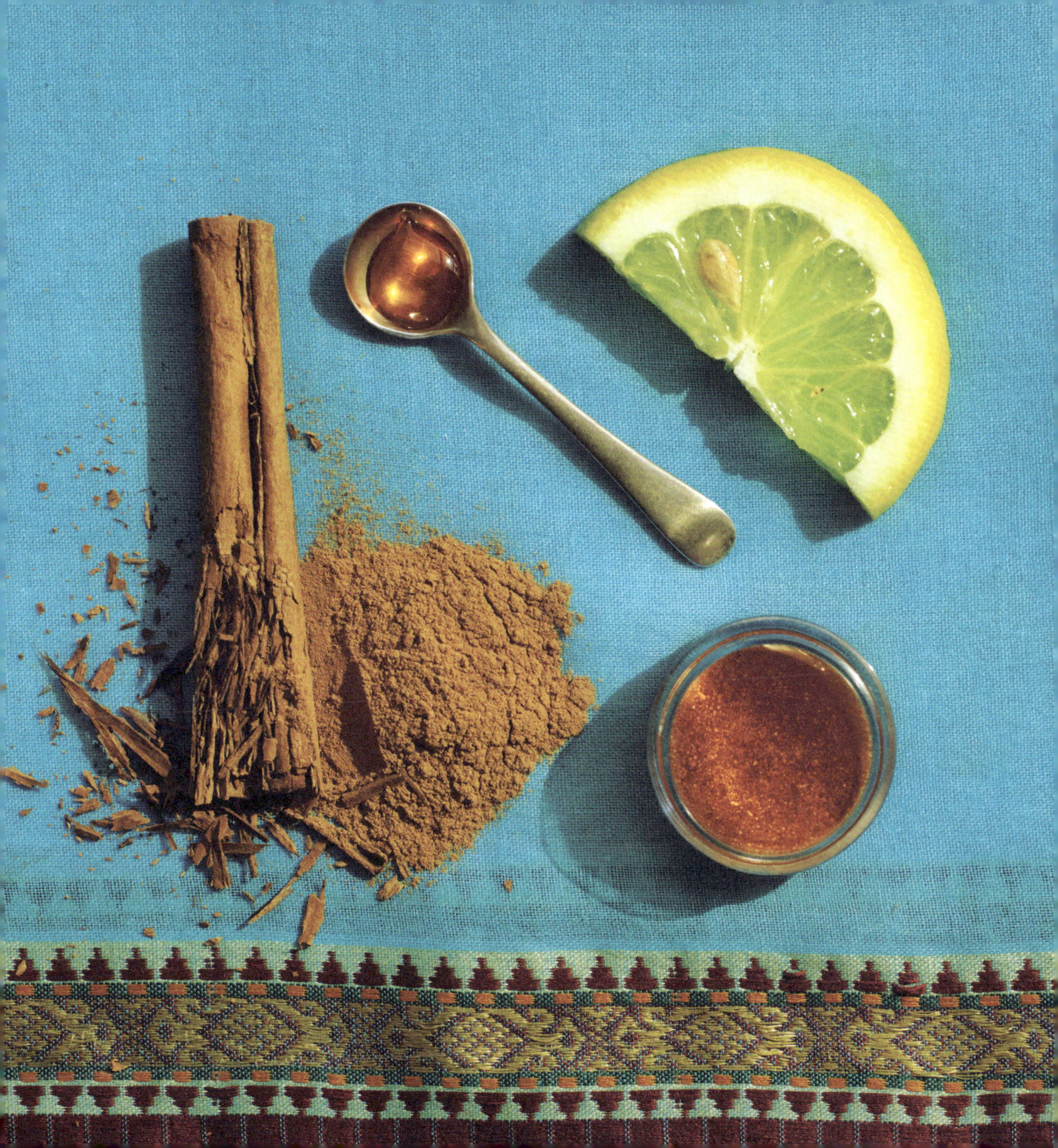

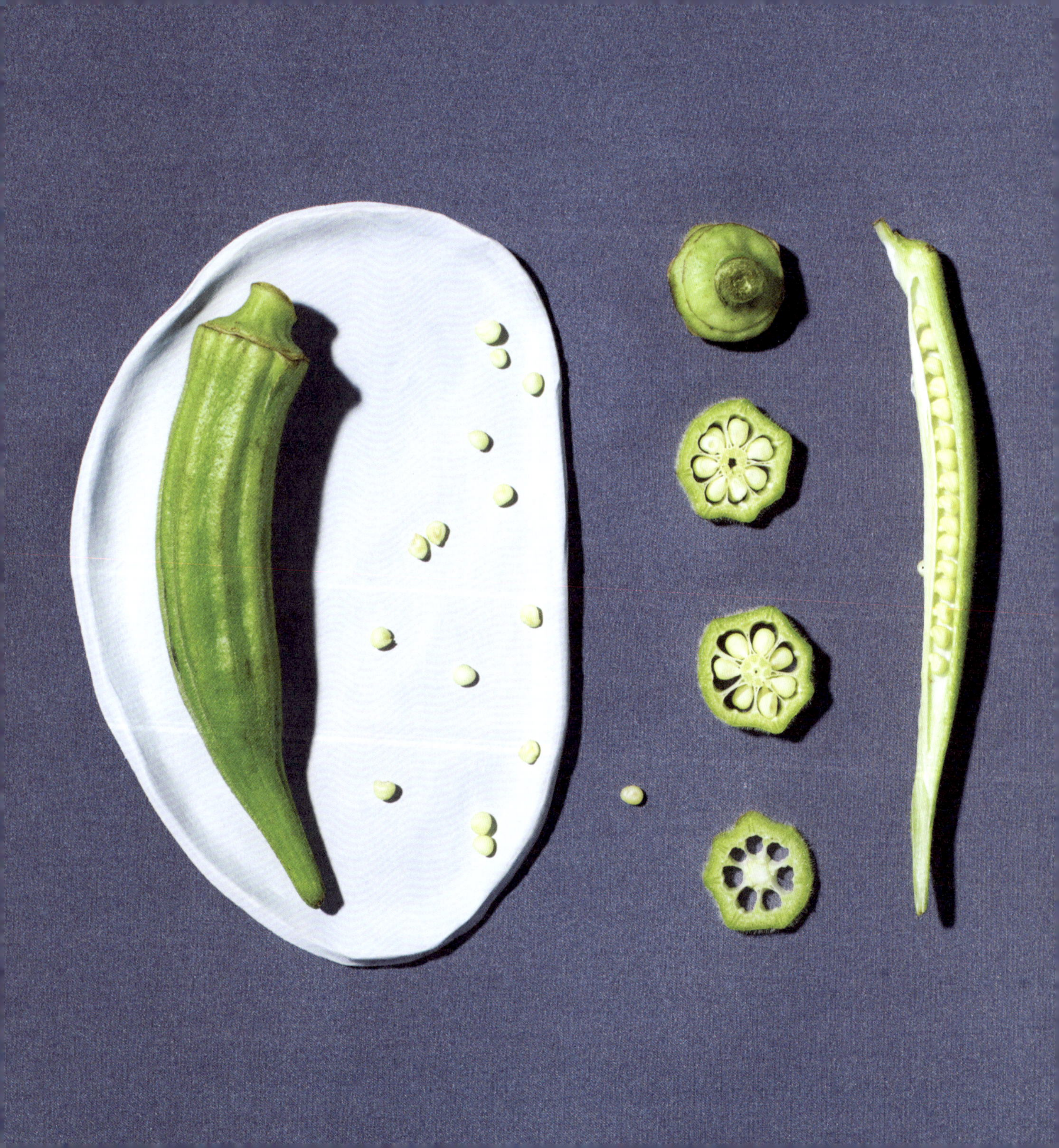

OKRAWASSER

Gut für Diabetiker

- ÄTHIOPIEN

Das Okragemüse war bislang in unseren Breiten nicht so bekannt, aber es gewinnt durch seine bemerkenswerten Heilkräfte in Europa immer mehr Anerkennung. Die länglichen Hülsen erinnern an »Damenfinger«, wie die deutsche Übersetzung für die englische Bezeichnung des Gemüses lautet. Die Früchte der mit Hibiskus, Baumwolle und Kakao verwandten Pflanze werden noch unreif geerntet, solange sie noch grün, zart, saftig und knackig sind.

- KARIN

MAN NEHME

2 Okraschoten

500 ml Wasser zum Einweichen

LOS GEHT'S

Das obere und untere Ende der Okraschoten abschneiden. Beide Schoten in der Mitte der Länge nach durchschneiden, anschließend in fünfhundert Milliliter Wasser über Nacht einweichen. Am Morgen das Wasser abseihen und auf nüchternen Magen trinken.

WARUM ES FÜR UNS FUNKTIONIERT

Okragemüse reguliert den Blutzuckerspiegel, ist reich an Kalium, Calcium, Vitamin C, B und Folsäure. Okra, in roher und gekochter Form, ist außerdem sehr reich an Ballaststoffen, was wiederum zur Erhöhung der Insulinsensitivität beiträgt.

BISSYTEE

Zur allgemeinen Entgiftung und als Stimulans

- JAMAIKA

Die Kolanuss ist im tropischen Klima beheimatet und gilt als Symbol für Wohlwollen und Respekt. Im Alltag wird die Nuss gern mit Gästen geteilt und ist sehr beliebt als stimulierender Snack. Vor allem in Westafrika spielt die Kolanuss auch in Ritualen eine große Rolle. In geriebener oder pulverisierter Form wird speziell die Art *Kola nitida* in Jamaika sehr gern als Tee getrunken – das leckere Getränk ist dort als Bissytee bekannt.

- KARIN

MAN NEHME

1 TL geriebene Kolanuss

250 ml Wasser

1 Stange Ceylon-Zimt

1 Prise Muskatnuss

LOS GEHT'S

Das Wasser in einem Topf zum Kochen bringen, Kolanussfasern und Zimtstange hinzufügen und zwanzig Minuten auf ganz kleiner Flamme köcheln lassen. Zum Schluss eine Prise Muskatnuss in die Mischung reiben, dann abseihen und genießen.
Du kannst auch ganze Kolanüsse kaufen und sie kurz vorher reiben.

WARUM ES FÜR UNS FUNKTIONIERT

Die Wirkstoffe der Kolanuss sind je nach Art der Kolapflanze in unterschiedlicher Konzentration vorhanden. Generell wirkt sie stimulierend und enthält Kalium, Calcium, Eisen, Magnesium und Phosphor. Sie schützt vor schädlichen Bakterien und Pilzen. Wird die Kolanuss vor dem Essen gekaut, fördern das in ihr enthaltene Koffein und Theobromin die Verdauung. Die Nuss wird als Gegenmittel bei Lebensmittelvergiftungen angewendet, wirkt bei Magenschmerzen, Durchfall und als Entschlackungsmittel.

Zimt hemmt Entzündungen, wirkt gegen Viren, Bakterien und Pilze. Er reguliert den Blutzuckerspiegel und erhöht die Insulinsensitivität. Und er ist reich an Antioxidantien, die uns vor Zellschäden schützen.

Muskatnuss hilft bei Magenbeschwerden, Schlaflosigkeit, Blähungen und Durchfall.

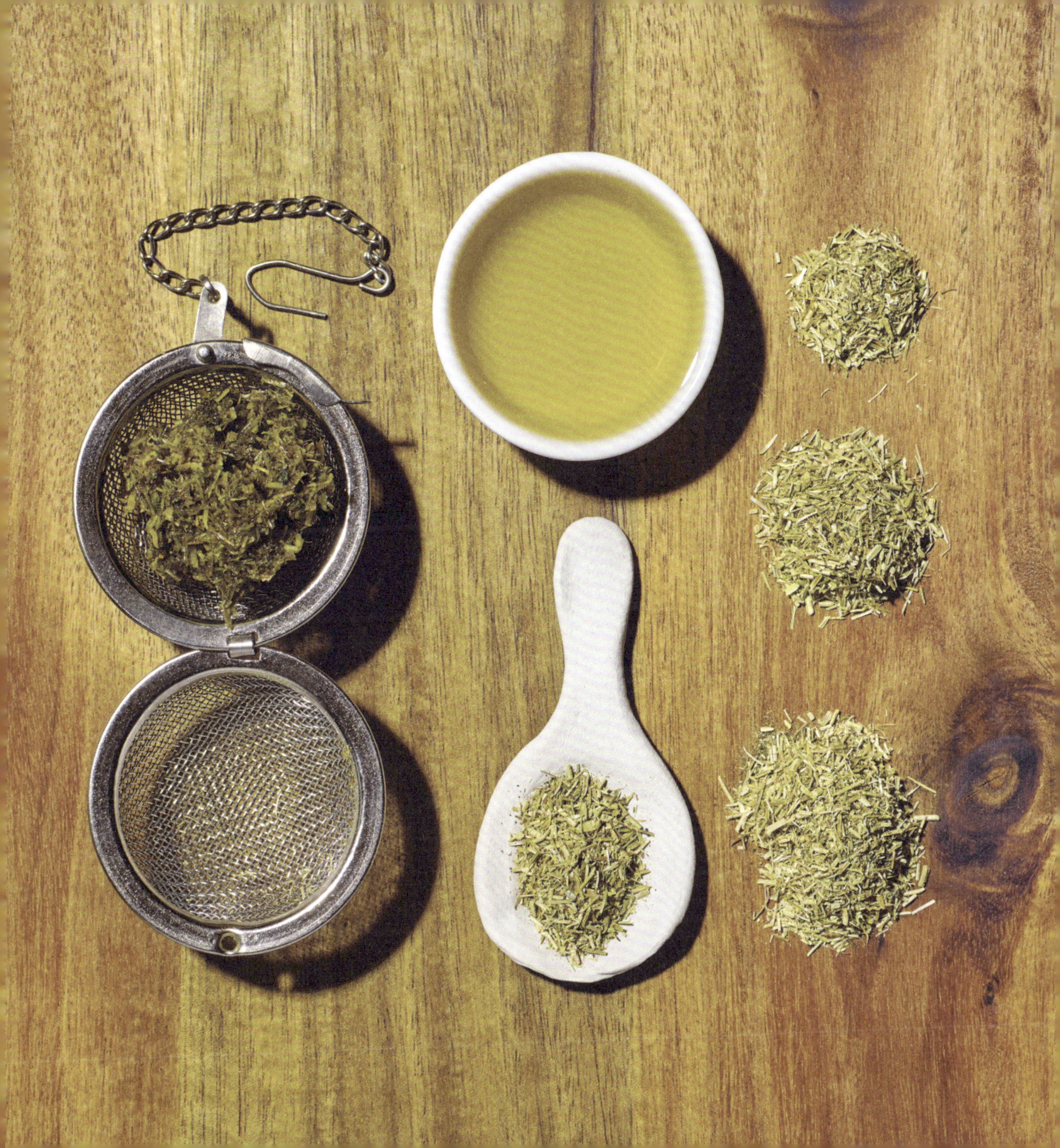

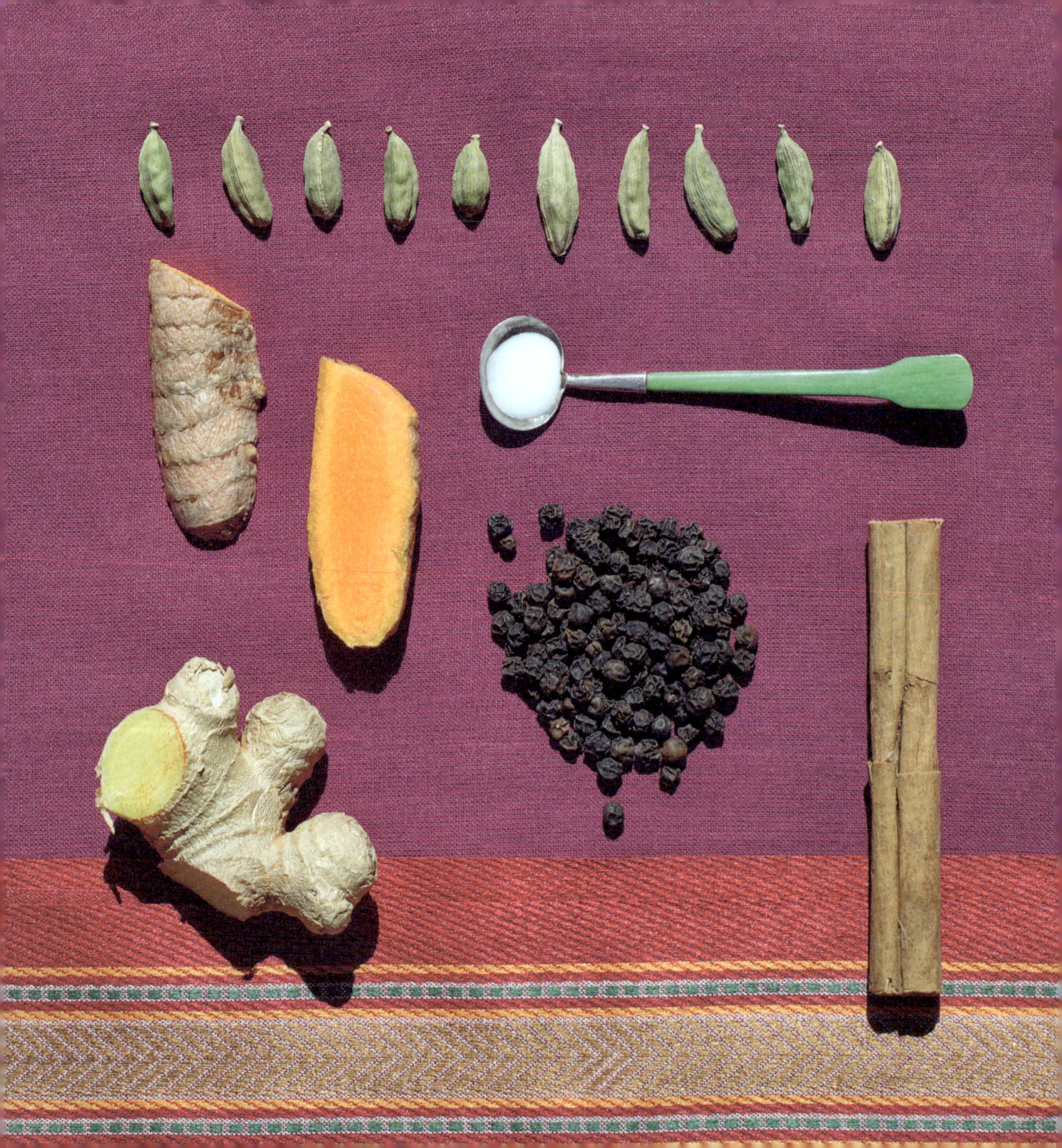

KURKUMA-MILCH

Bei Erkältung, Husten und Gelenkentzündungen

- INDIEN

Man kennt dieses Getränk auch unter dem wunderbaren Namen »Goldene Milch«. Dieses Rezept stammt von meinem indischen Apotheker. Er selbst schwört auf das Kurkumamilchgebräu seiner Mutter bei Erkältung und Erkrankungen der Atemwege. Für ihn ist es wichtig, bei der Bekämpfung von Bakterien und Viren gleichzeitig das Immunsystem zu stärken.

- KARIN

MAN NEHME

1 Kardamomkapsel

250 ml Wasser oder Milch

1 TL Kurkumapulver oder frisch geriebene Kurkumawurzel

1 TL Ingwerpulver oder frisch geriebene Ingwerwurzel

½ TL Zimtpulver

1 Prise Pfeffer

1 TL Honig

LOS GEHT'S

Samen aus der Kardamomkapsel lösen und zerdrücken. Alle Zutaten bis auf den Honig in einem Topf unter ständigem Umrühren fünf bis zehn Minuten lang auf ganz kleiner Flamme köcheln lassen. Dann die Flüssigkeit in eine Tasse abseihen, und erst wenn das Getränk abgekühlt ist, den Honig unterrühren.

WARUM ES FÜR UNS FUNKTIONIERT

Die Kurkumawurzel ist entzündungshemmend und hat antioxidative Heilkräfte.

Ingwer hat antibiotische und entzündungshemmende Eigenschaften.

Kardamom ist ebenfalls entzündungshemmend, reich an Antioxidantien, hat antibakterielle und schleimlösende Kräfte und heilt somit die Atemwege.

Zimt lindert Entzündungen, bekämpft Bakterien und Pilze.

Pfeffer verstärkt die Wirkung der Kurkumawurzel und hat eine antibakterielle Wirkung.

Honig ist krampflindernd, antibakteriell, schleimlösend und wundheilend.

SÜßHOLZTEE

Gegen Bronchitis und Magenschleimhautentzündung

- FRANKREICH

Es ist kein Wunder, dass der in der echten Süßholzwurzel vorkommende Stoff Glycyrrhizin als natürlicher Süßstoff und als Lakritze weltweit bekannt ist, denn er ist ungefähr fünfzigmal süßer als herkömmlicher Kristallzucker. Da die Wurzel zudem vollgepackt ist mit wertvollen Flavonoiden, fällt es schwer, diesem hier beschriebenen aromatischen Tee zu widerstehen. Ursprünglich sicher aus dem Nahen Osten stammend, ist uns dieses Rezept bei einem interessanten Aufenthalt in Paris zu Ohren gekommen.

- KARIN

MAN NEHME

1 TL gemahlene Süßholzwurzel

250 ml Wasser

LOS GEHT'S

Das Süßholz in eine Tasse geben, kochendes Wasser darüber gießen und zehn Minuten zugedeckt ziehen lassen. Dann abseihen und trinken.

WARUM ES FÜR UNS FUNKTIONIERT

Die Wirkstoffe im echten Süßholz hemmen Entzündungen und bekämpfen Viren. Sie wirken schleim- und krampflösend, reduzieren den Hustenreiz und erleichtern das Abhusten. Süßholz reguliert Blutzucker und Blutdruck.

Aber: Zuviel des Guten ist immer ungesund, und eine Überdosis kann genau das Gegenteil bewirken. Den Tee deshalb nicht über lange Zeit einnehmen und speziell während einer Schwangerschaft vermeiden.

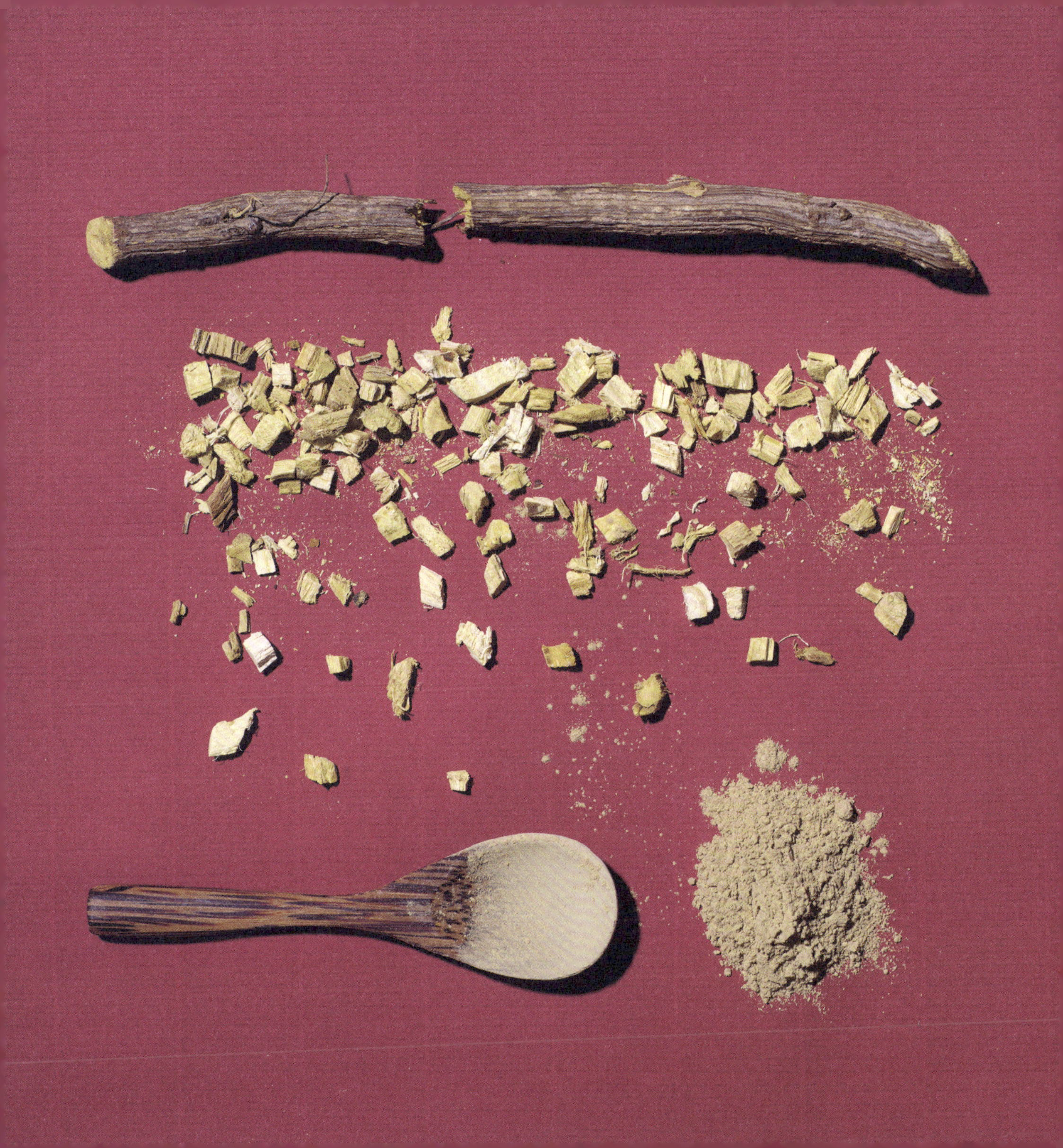

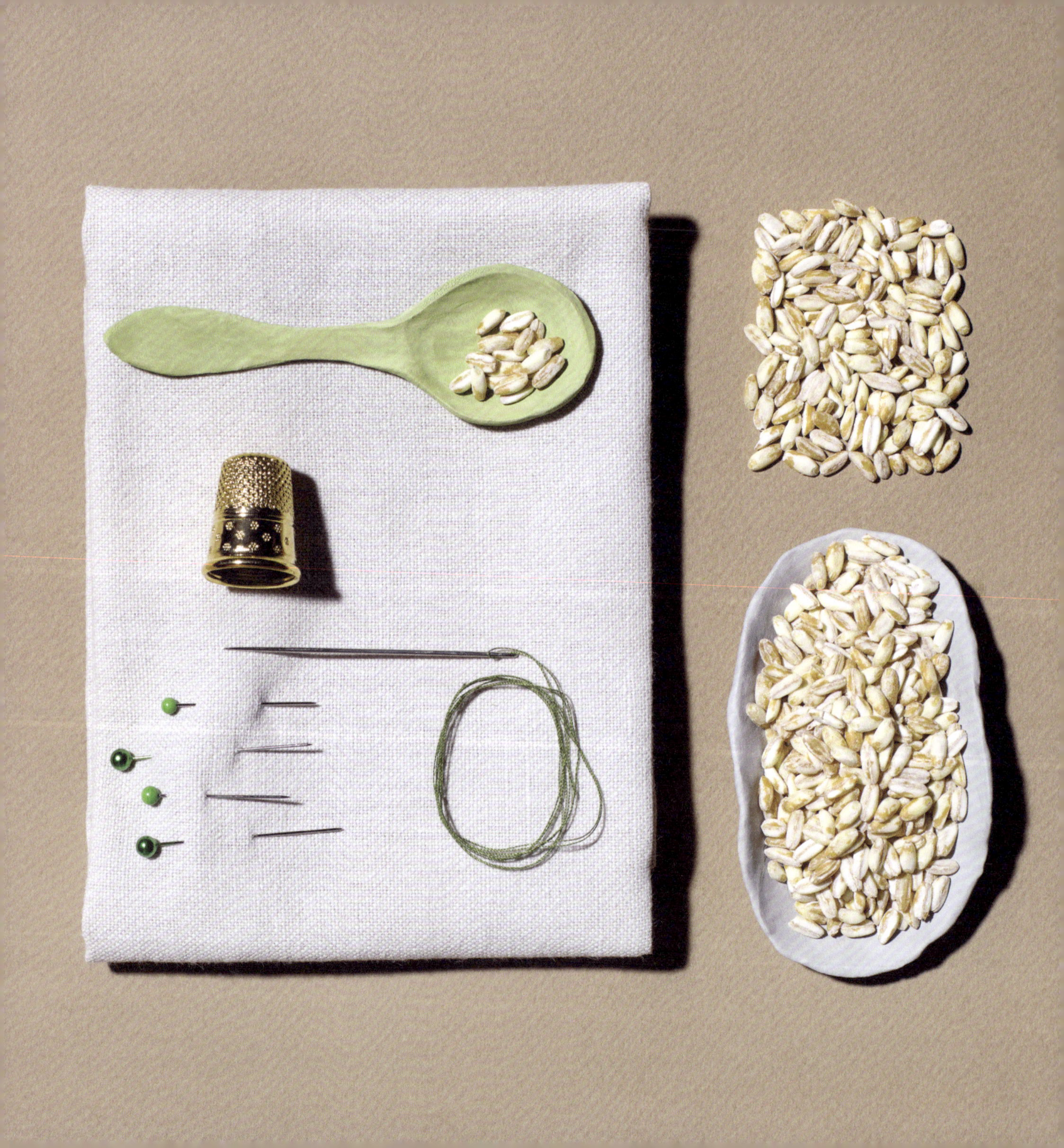

DINKEL-SACKERL

Löst Verspannungen und hält schön warm

- DEUTSCHLAND & ÖSTERREICH

Sein Name war Cosmo, und er wurde mir als stubenrein und freundlich überlassen. Dass er in Wirklichkeit mehr Tiger als Kater war, wurde jedoch ziemlich schnell offensichtlich. Es gab nur zwei Vorteile im Zusammenleben mit Cosmo: seine Lust auf spontane Attacken hättten einen potenziellen Einbrecher mit Leichtigkeit in die Flucht geschlagen und seine wärmespendende Qualität in den Momenten, in denen er nicht gebissen und gekratzt hat. Winter sind mit einem kuscheligen Wärmespender wie Cosmo besser auszuhalten. Als sich unsere Wege trennten, weil der Kater auf einem Bauernhof den Posten eines angriffslustigen »Hofhundes« antrat, musste Ersatz her – das friedliche, krallen- und zahnlose Dinkel-Sackerl.

- NICI

MAN NEHME

700 g Bio-Dinkelkörner

2 Stücke Baumwollstoff à 34 × 24 cm (gewaschen und gebügelt)

Nähgarn aus Baumwolle

Nähmaschine/Nähnadel

Achtung: Auf keinen Fall Polyesterstoffe oder -garne verwenden, da diese im Backofen und in der Mikrowelle schmelzen oder sogar Feuer fangen würden!

LOS GEHT'S

Die beiden Stoffhälften rechts herum aufeinanderlegen. Die beiden langen Seiten und eine der kurzen Seiten mit einem Zentimeter Nahtzugabe zusammennähen, sodass ein Sackerl mit einer offenen Seite entsteht. Die offene Seite zu zwei Dritteln zusammennähen und mit Zickzackstich die Kanten der Nahtzugabe versäubern. Nun von innen nach außen stülpen und mit den Dinkelkörnern füllen. Die letzte offene Stelle mit doppeltem Umschlagsaum zusammennähen.

Das Sackerl kann auf dem Kachelofen, dem Heizkörper oder in Alufolie gewickelt im Backofen (zehn Minuten bei neunzig Grad Celsius) aufgeheizt werden und bei Symptomen, für die man eine Wärmflasche verwendet, aufgelegt werden.

WARUM ES FÜR UNS FUNKTIONIERT

Dinkel eignet sich durch seine exzellente Speicherfähigkeit bestens als Füllmaterial für Wärmekissen. Die Temperatur wird konstant gehalten, und das warme Kissen wirkt gegen Verspannungen und Erkältungen. Herkömmliche Wärmflaschen enthalten Plastik und können Schadstoffe enthalten – diese Gefahr besteht beim Dinkel-Sackerl nicht.

»HACHIMITSU-DAIKON«

Hustensirup für freie Atemwege

- JAPAN

Plötzlich ist der Husten da. Der Blick in den Kühlschrank verrät, dass Du Glück hast - ein Rettich liegt noch im Fach. In fünf Minuten ist daraus ein Sirup mit Honig angesetzt, und in maximal vier Stunden hast Du Zugriff auf ein selbst gemachtes Hustenelixier und ein Stück japanische Tradition.

- KARIN

MAN NEHME

1 weißen Rettich (Daikon)

flüssigen Honig zum Bedecken (Hachimitsu)

1 großes Schraubglas

LOS GEHT'S

Den Rettich in kleine Würfel schneiden und in ein großes Schraubglas füllen. Den Honig darüber gießen, bis der Rettich ganz bedeckt ist. Das Glas verschließen. Den Rettichhonig jetzt drei bis vier Stunden abgedunkelt bei Raumtemperatur ziehen lassen, sodass sich der Saft des Rettichs gut mit dem Honig vermischen kann. Dann die entstandene Flüssigkeit abseihen.

Dreimal täglich einen Esslöffel davon einnehmen. Den Rettichsirup im Kühlschrank einige Tage aufbewahren, bis er aufgebraucht ist.

WARUM ES FÜR UNS FUNKTIONIERT

Rettich ist reich an Vitamin C, wirkt gegen schädliche Mikroorganismen und löst Schleim.

Honig wirkt antibiotisch, antiviral, krampflindernd, entzündungshemmend und schleimlösend.

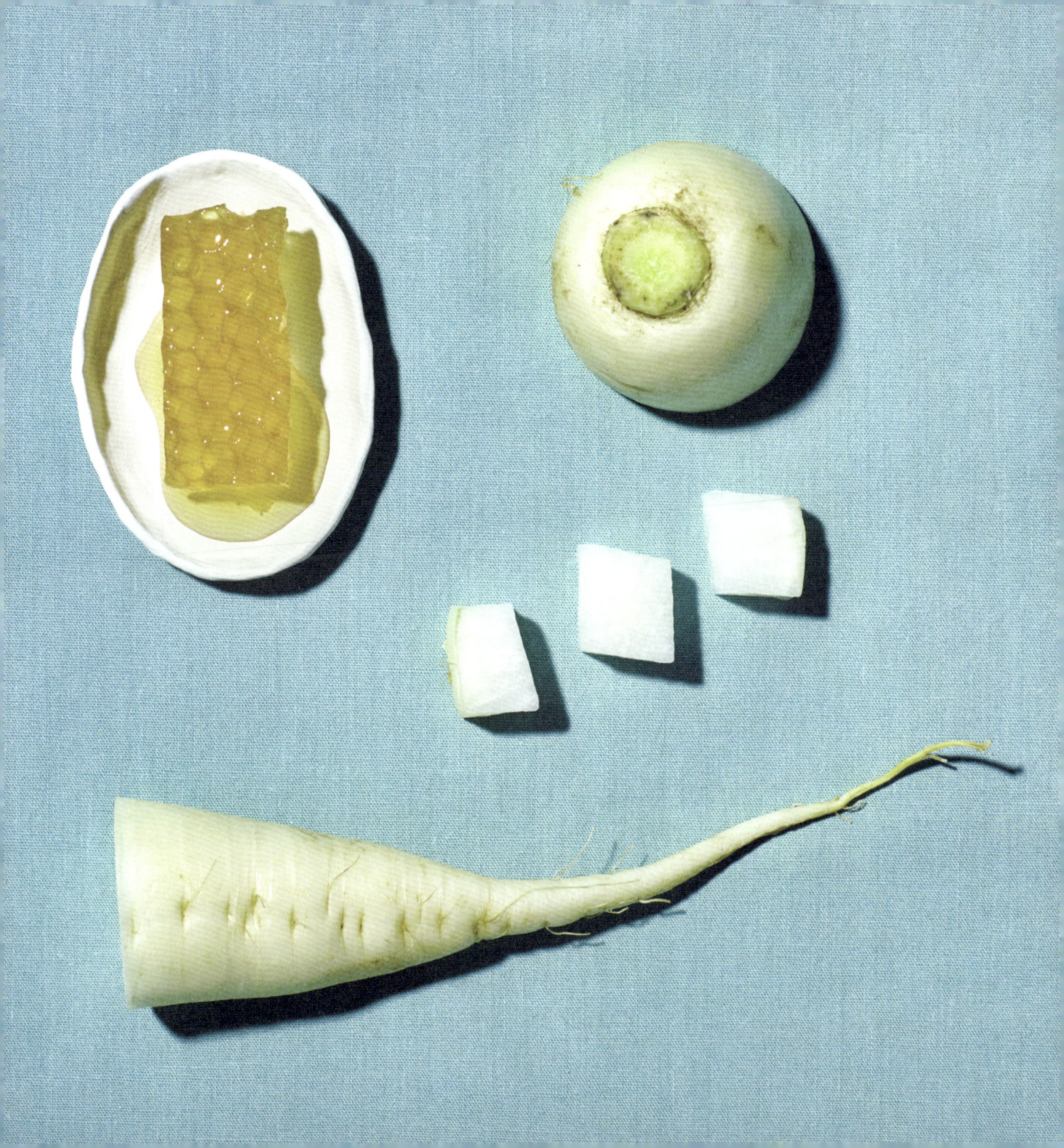

MAMMAS TOMATEN-PASSATA

… und die Erkältung ist im Nu passé

– ITALIEN

Mamma mia! Die Basis für dieses Getränk ist Tomatenpassata. Das gefilterte, ungekochte Tomatenpüree schmeckt unwiderstehlich, wenn es wie hier durch wertvolle und heilende Gewürze ergänzt wird.

– KARIN

MAN NEHME

250 g Tomaten oder 250 ml fertige Tomatenpassata

2 Knoblauchzehen

1 Zitrone

3–4 Scheiben Ingwerwurzel

LOS GEHT'S

Die Tomaten kreuzweise einritzen und mit kochendem Wasser übergießen. Dann enthäuten und durch ein Sieb streichen, um die Kerne zu entfernen. Die Knoblauchzehen zerquetschen und ein bis zwei Minuten abseits stehen lassen, damit sich die Wirkstoffe entwickeln können, bevor sie mit dem Zitronensaft gemischt werden. Inzwischen den Saft der ausgepressten Zitrone mit der Tomatenpassata vermischen und die zerkleinerten Ingwerscheiben zufügen. Zuletzt den zerdrückten Knoblauch zugeben. Nun alles im Küchenmixer gut durchmischen und anschließend in einem Topf bis zu einer angenehmen Trinktemperatur erhitzen. Mmmhhh …

WARUM ES FÜR UNS FUNKTIONIERT

Tomaten sind reich an Antioxidantien, Vitamin C und Kalium.

Zitronen haben einen hohen Anteil an Vitamin C, wirken antibakteriell, entzündungshemmend und antiviral.

Knoblauch desinfiziert und stärkt das Immunsystem. Außerdem hat er blutgerinnungshemmende und blutdrucksenkende Eigenschaften.

Ingwer wirkt antibiotisch, entzündungshemmend und regt das Immunsystem an.

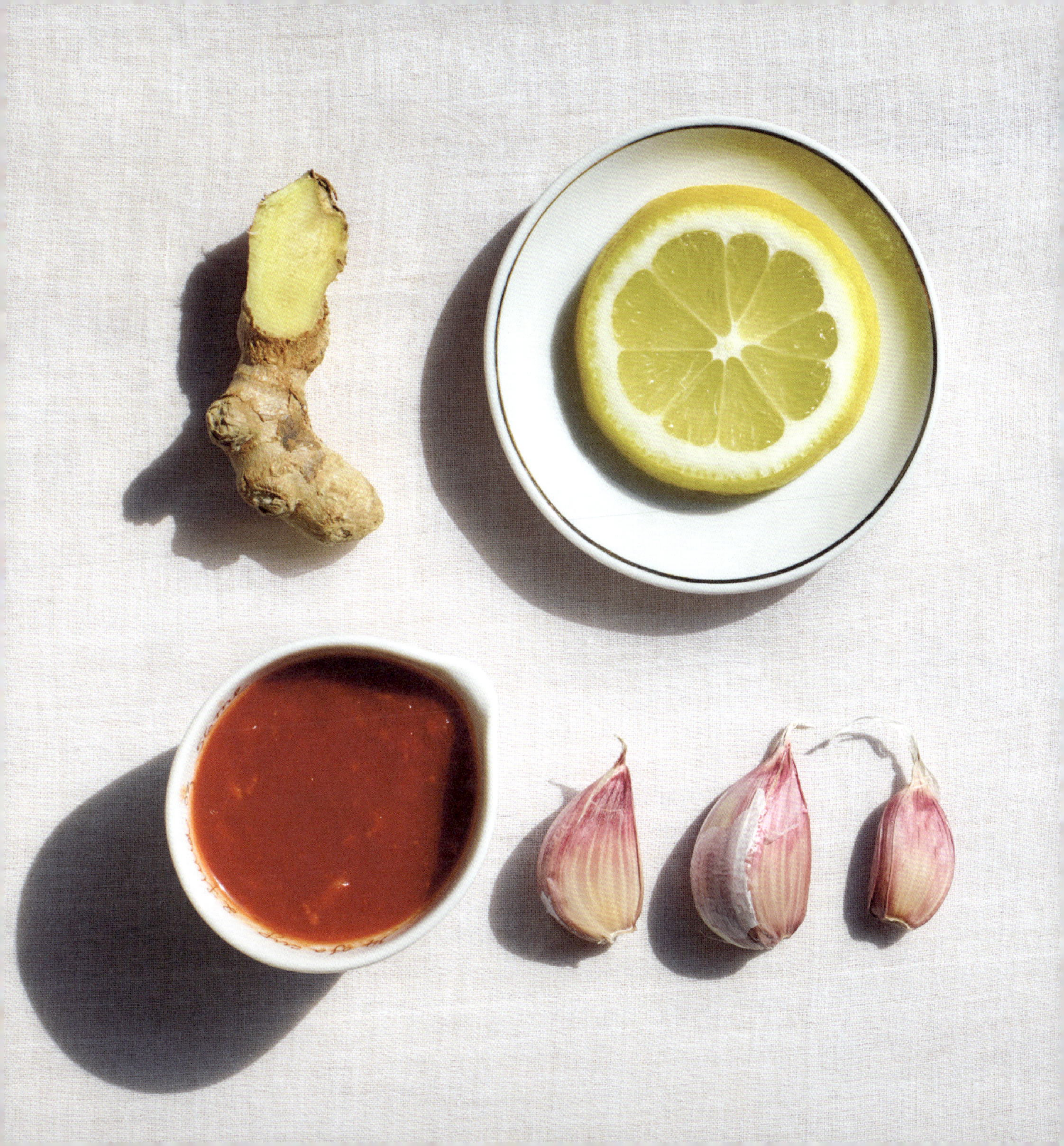

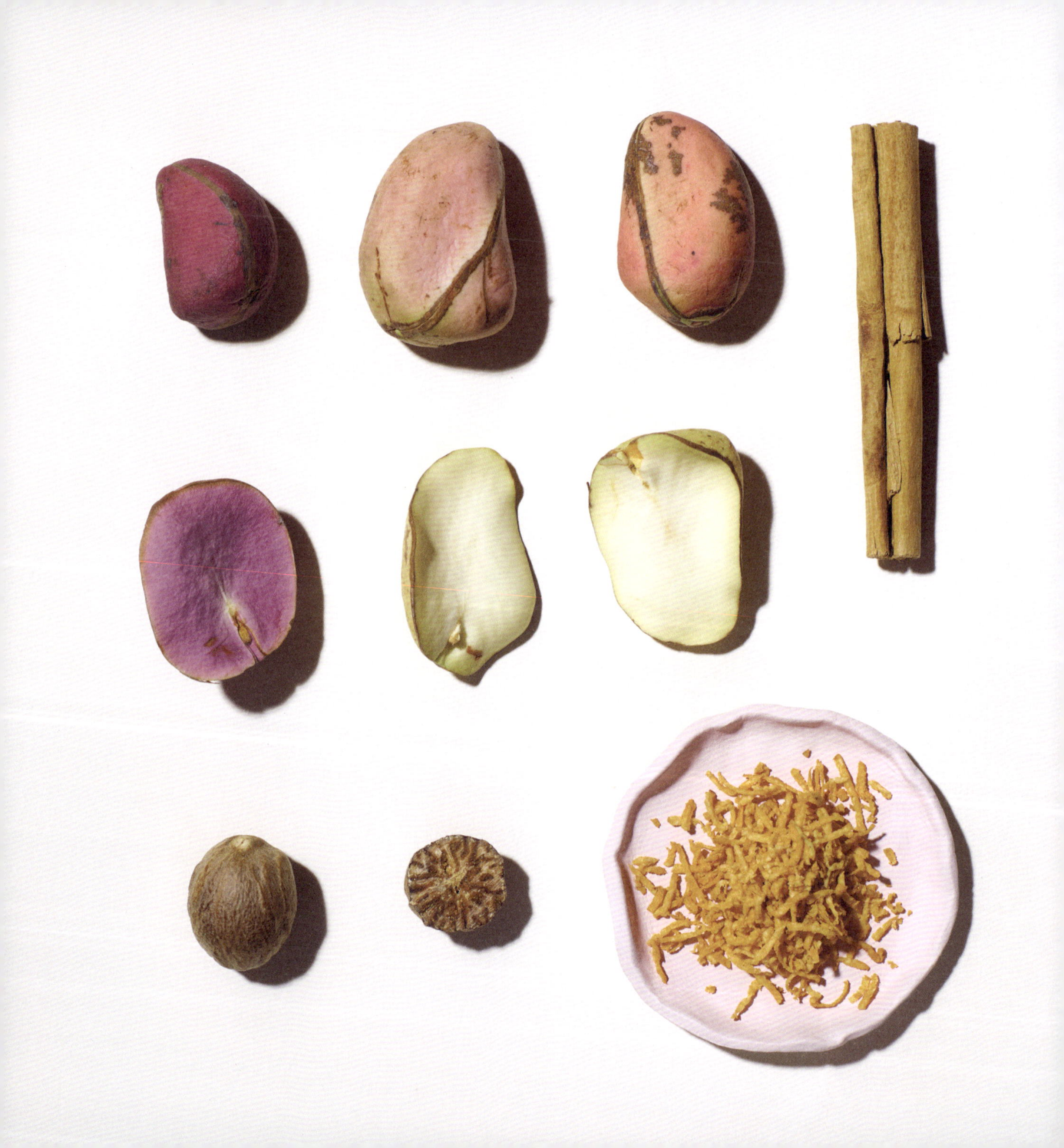

BITTER-MELONENTEE

Bei Verstopfung, Erkältung und zur Blutreinigung

- JAMAIKA

Die Bittermelone *(Momordica charantia)*, eine krautige Pflanze, stammt ursprünglich aus Asien und Afrika, ist aber heute in der ganzen Welt zu Hause. Die Blätter und die Ranken werden in der Karibik als Kräutertee für viele Zwecke genutzt. Frage einen Jamaikaner, und er wird Dir von den bitteren Entgiftungskuren seiner Kindheit erzählen. In anderen Teilen der Welt werden auch die getrockneten Früchte für einen Aufguss verwendet.

- KARIN

MAN NEHME

1 TL Cerasee tea (der Name stammt aus Jamaika und steht für *Momordica charantia*)

250 ml Wasser

LOS GEHT'S

Das Wasser samt den Kräutern zum Kochen bringen und die Mischung fünf bis zehn Minuten auf ganz kleiner Flamme köcheln lassen. Anschließend abseihen und nach dem Abkühlen trinken.

WARUM ES FÜR UNS FUNKTIONIERT

Cerasee tea ist reich an Eisen, Phosphor, Vitamin A und C. Der Tee ist ein traditionelles Hausmittel bei Verstopfung, Erkältung, Harnwegsinfektionen, parasitischen Würmern, Bluthochdruck, Magenproblemen und gilt vor allem als Blutreinigungs- und Entgiftungselixier.

Unreife Bittermelonen und deren Samen helfen, den Blutzuckerspiegel zu regulieren.

Schwangere sowie stillende Mütter und Kinder sollten diesen Tee nur unter ärztlicher Aufsicht anwenden.

CHINESISCHE YAMSWURZEL

Der perfekte Energy-Booster

- CHINA

Frisch gekochte Chinesische Yamswurzel - so simpel. Bei chronischen Krankheiten oder nach einer Operation soll das Kochen wenig Mühe machen und das Essen besonders leicht verdaulich sein, wie dieses im »Reich der Mitte« bekannte und bewährte Gericht, das ein hervorragender Energiespender ist.

- KARIN

MAN NEHME

1 Chinesische Yamswurzel

Honig oder Marmelade zum Servieren

LOS GEHT'S

Die Yamswurzel schälen und in heißem Wasser zwanzig Minuten garen. Anschließend in beliebig kleine Stücke zerteilen und unbedingt warm mit etwas Honig oder Marmelade servieren. Das Yamswurzelkochwasser sollte ebenfallso getrunken werden, weil es wertvolle Stoffe für die Verdauung beinhaltet.

WARUM ES FÜR UNS FUNKTIONIERT

Nach der Traditionellen Chinesischen Medizin ist die Yamswurzel neutral, wirkt also weder kalt noch warm und stärkt unsere Lebensenergie, das *Qi*. Die Chinesische Yamswurzel kräftigt Milz, Leber und Lunge, stärkt den Körper generell und erhöht die Lebenskraft.

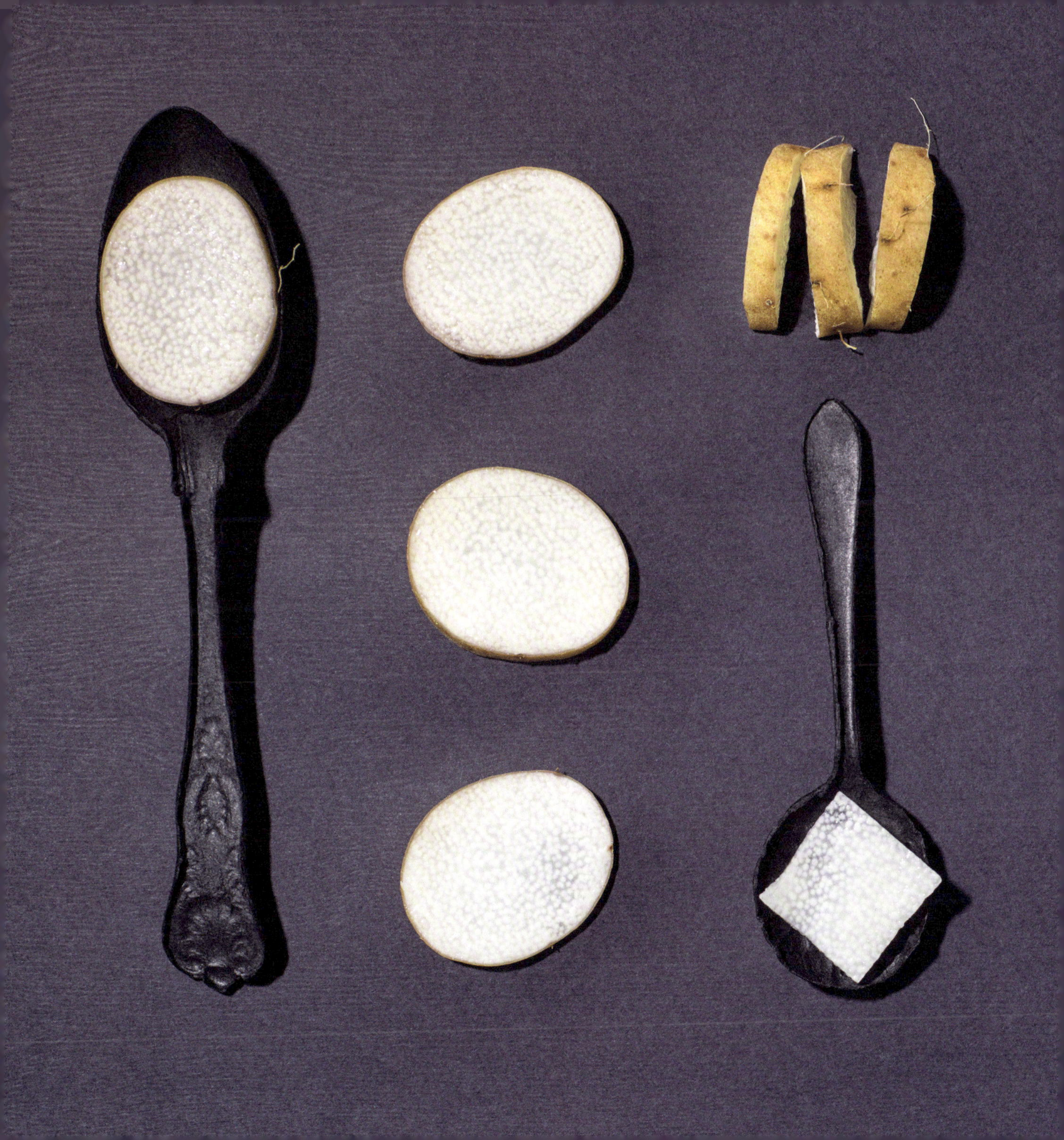

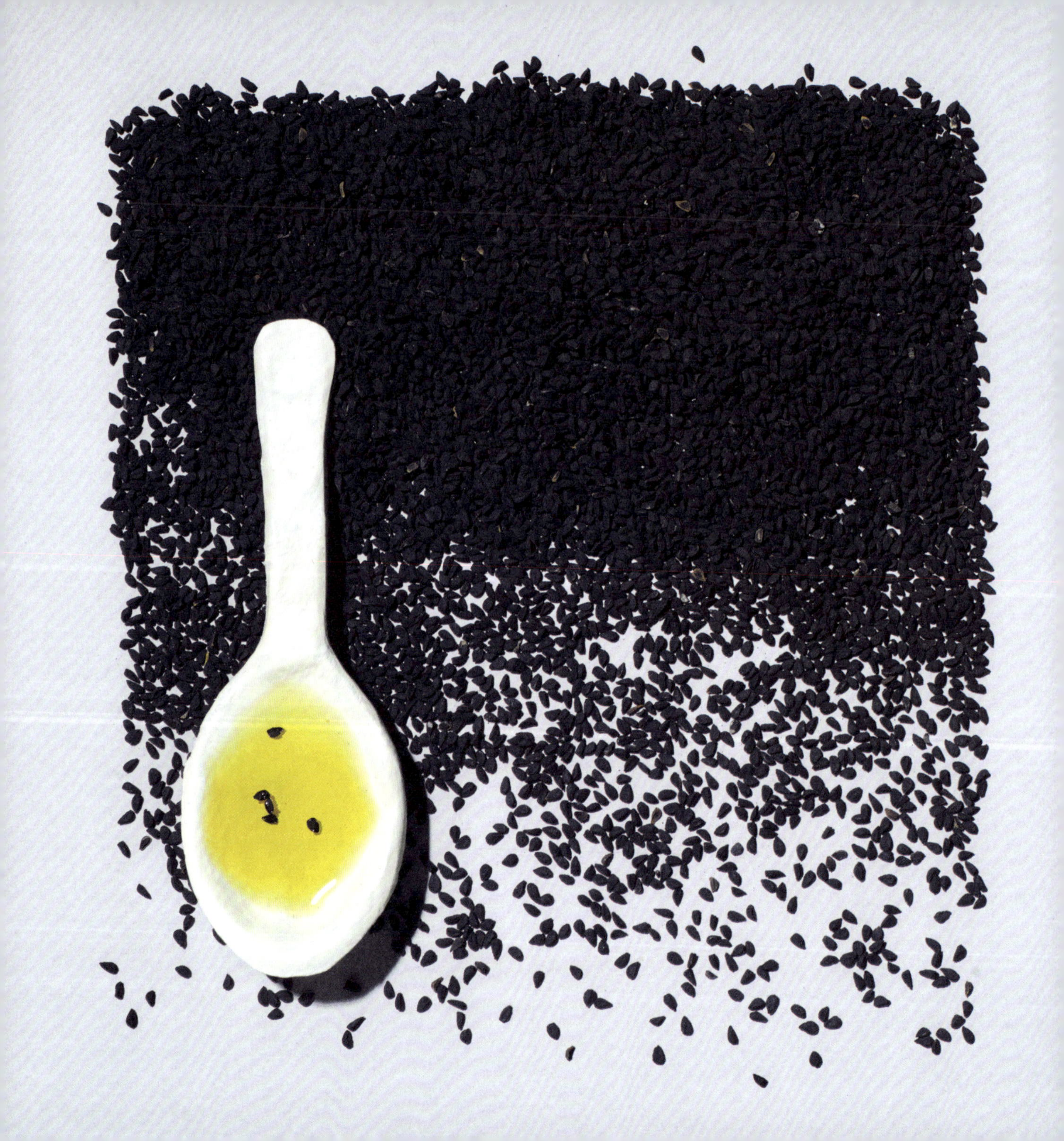

SCHWARZ-KÜMMELÖL-KUR

Hilft bei Asthma und öffnet die Atemwege

- MAROKKO

MAN NEHME

1 EL Schwarzkümmelöl

Völker, die Schwarzkümmelöl *(Nigella sativa)* kennen und verwenden, schwören auf diesen Alleskönner, die ultimative Wunderwaffe, den Superstar aller Öle. Wer die Öl-Kur gegen Asthma ausprobiert, muss mit folgenden Nebenwirkungen rechnen: Die Haare werden gekräftigt und zeigen sich voller Glanz und Geschmeidigkeit, Akne und Pickel verschwinden, Bluthochdruck wird gesenkt, trockene Haut fühlt sich spannungsfrei und geschmeidig an. Ein attraktives Heilelixier!

- NICI

LOS GEHT'S

Ein Esslöffel Schwarzkümmelöl wird täglich pur eingenommen. Als Kur bis zu vier Monate durchführen, danach eine Pause einlegen. Nach einigen Wochen sollte bereits eine Besserung bemerkbar sein - durchatmen!

Wer es etwas kulinarischer und authentischer mag, kann das Öl auch bei der Zubereitung vieler nordafrikanischer Gerichte einsetzen. Es wird traditionell für Suppen, Soßen und in Salaten verwendet.

WARUM ES FÜR UNS FUNKTIONIERT

Das entzündungshemmende, antibakterielle und immunstärkende Schwarzkümmelöl ist bekannt für einen extrahohen Anteil an Gamma-Linolensäure, einer dreifach ungesättigten Omega-6-Fettsäure. Diese unterstützt die Erweiterung der Bronchialmuskulatur, was bei Asthma und anderen Atembeschwerden einen extrem lindernden Effekt hat.

In der Schwangerschaft sollte die Einnahme mit dem Arzt abgesprochen werden.

ERDBEER-BLÄTTERTEE

Beseitigt Verdauungsstörungen

- ÖSTERREICH

Wer hätte es gedacht! Man kann nicht nur die leckeren Erdbeeren essen, auch die Blätter der Erdbeerpflanze sind genießbar. Ob in roher oder gekochter Form, Erdbeerblätter sind nicht nur bekömmlich, sondern auch noch heilkräftig. Also, wenn Du mit dem Naschen der Beeren einfach nicht aufhören kannst, pflücke am besten gleich ein paar junge Erdbeerblätter mit, damit Du Dir dann zu Hause zum Ausgleich sofort einen Verdauungstee zubereiten kannst.

- KARIN

MAN NEHME

1 TL zerkleinerte Erdbeerblätter

250 ml kochendes Wasser

LOS GEHT'S

Getrocknete oder frisch gepflückte Erdbeerblätter mit kochendem Wasser übergießen und den Tee zugedeckt zehn Minuten ziehen lassen. Danach genießen.

WARUM ES FÜR UNS FUNKTIONIERT

Erdbeerblätter sind gute Lieferanten für Eisen, Vitamin C, K und Gerbsäure. Der Tee wirkt bei Entzündungen, stärkt das Immunsystem, verbessert die Verdauung und reinigt das Blut.

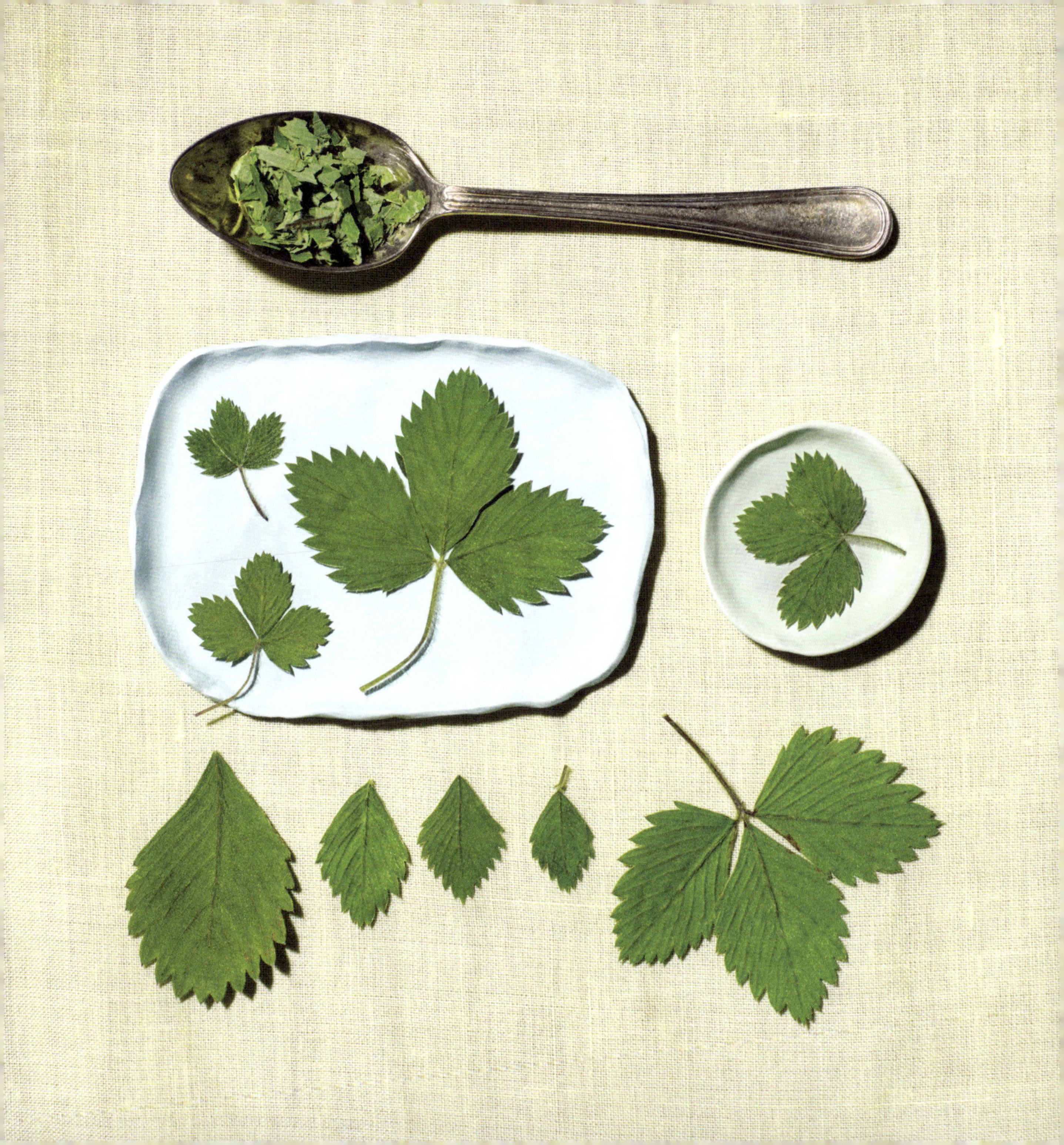

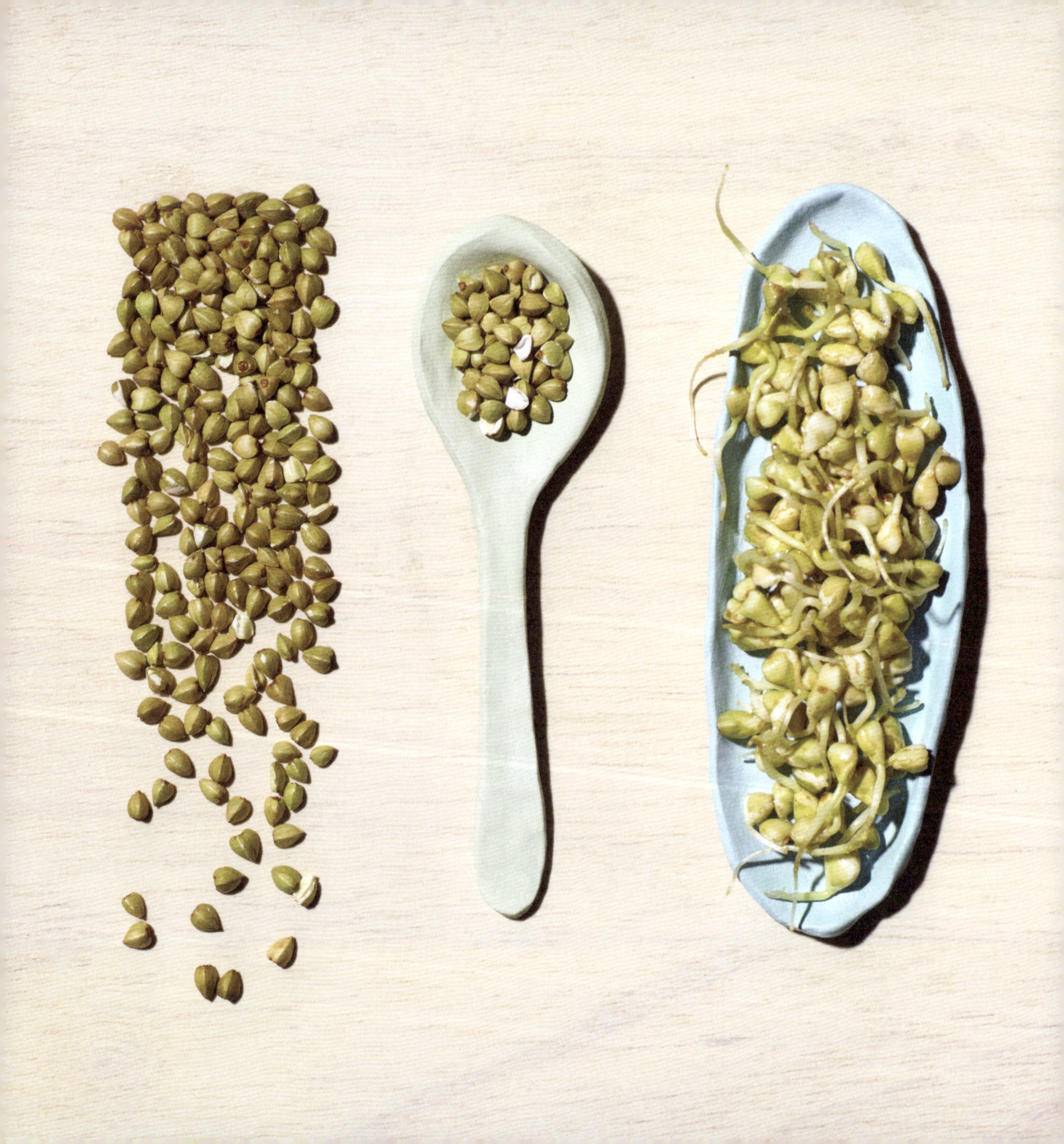

BUCHWEIZEN-SPROSSEN

Für gesunde Blutgefäße und vieles mehr

- JAPAN

Buchweizen ist eines der weltweit am meisten verbreiteten Getreide oder – um genau zu sein – Pseudogetreide. Ursprünglich stammt er aus Asien, ist aber inzwischen in Europa, Afrika und Amerika genauso heimisch und begehrt. Sein hoher Gehalt an Vitaminen und Nährstoffen macht ihn zu einer ganz besonderen Frucht. Es ist eigentlich unvorstellbar, dieses Superkorn noch veredeln zu können, aber die Japaner wissen, wie. Lässt man die Samen keimen – eine in Ostasien jahrhundertealte Tradition –, erhöhen sich Nährstoff- und Proteingehalt noch um ein Vielfaches und machen Buchweizensprossen so einfach unwiderstehlich!

- KARIN

MAN NEHME

1 Tasse Buchweizenkörner

Wasser zum Spülen

1 Glas

Stoff zum Abdecken

LOS GEHT'S

Eine Tasse Buchweizenkörner mit zwei bis drei Tassen Wasser mischen und dreißig Minuten quellen lassen. Anschließend den Buchweizen gut abspülen und vor direktem Sonnenlicht geschützt in einem Glas leicht zugedeckt stehen lassen. Die Buchweizenkörner in den nächsten zwei Tagen drei- bis viermal täglich sehr gut abspülen – so gut, dass jedes Mal die gesamte Stärke entfernt wird. Nach zwei bis drei Tagen sind die Sprossen fertig!

Köstlich als Beigabe zu Salaten oder als Müsli mit Früchten zum Frühstück.

WARUM ES FÜR UNS FUNKTIONIERT

Buchweizen ist reich an Lecithin, Vitamin B, Magnesium, Mangan, Selen, Bor, Calcium und Flavonoiden. Er wirkt alkalisierend und entzündungshemmend, reguliert den Blutzuckerspiegel und liefert alle essenziellen Aminosäuren. Die Sprossen bringen die Verdauung auf Trab und sind außerdem reich an blutverdünnendem Rutin, das die Gefäßwände schützt und somit gegen Krampfadern und Hämorrhoiden wirkt.

NATRONMILCH

Traditionelles Hausmittel gegen Husten

– RUSSLAND

MAN NEHME

250 ml Milch

½ TL Natron

Es gibt niemals genügend Hustenheilmittel. Wenn es im Rachen so richtig kitzelt, probiert man wirklich gern alles aus, egal, wie ungewöhnlich oder simpel das Rezept klingen mag – wie dieses Rezept meiner russischen Nachbarin. Her damit!

– KARIN

LOS GEHT'S

Die Milch etwas anwärmen und dann das Natron hinzufügen. Gut umrühren, bis sich das Pulver vollständig aufgelöst hat.

Trinke zweimal täglich ein Glas Natronmilch. Direkt vor dem Schlafengehen wirkt sie am besten.

WARUM ES FÜR UNS FUNKTIONIERT

Natron hat antibakterielle, fungizide und alkalisierende Eigenschaften. Durch seinen hohen pH-Wert neutralisiert es die Magensäure und regt die Nierenfunktion an.

Milch ist reich an Vitaminen und Nährstoffen und unterstützt das Immunsystem.

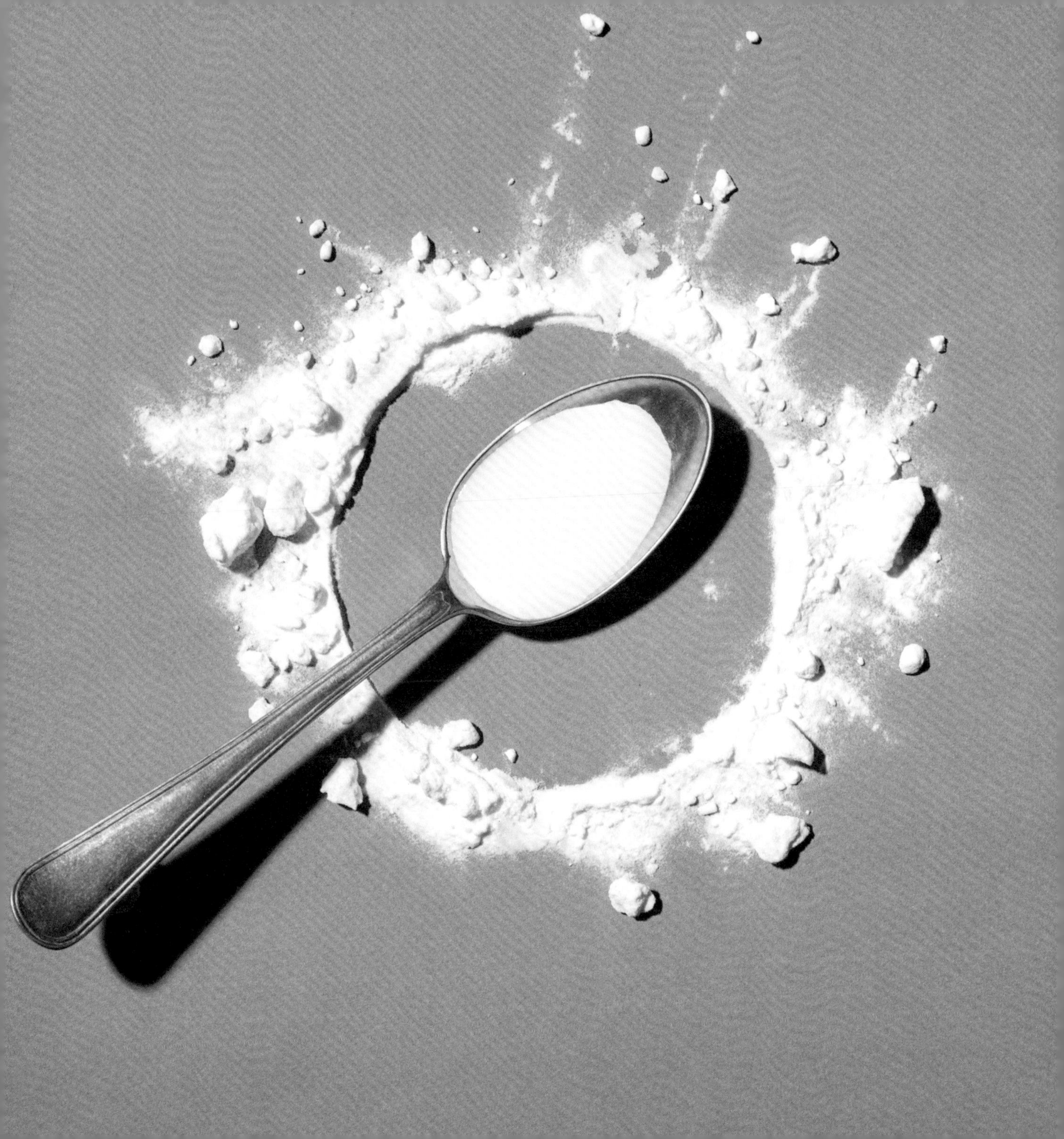

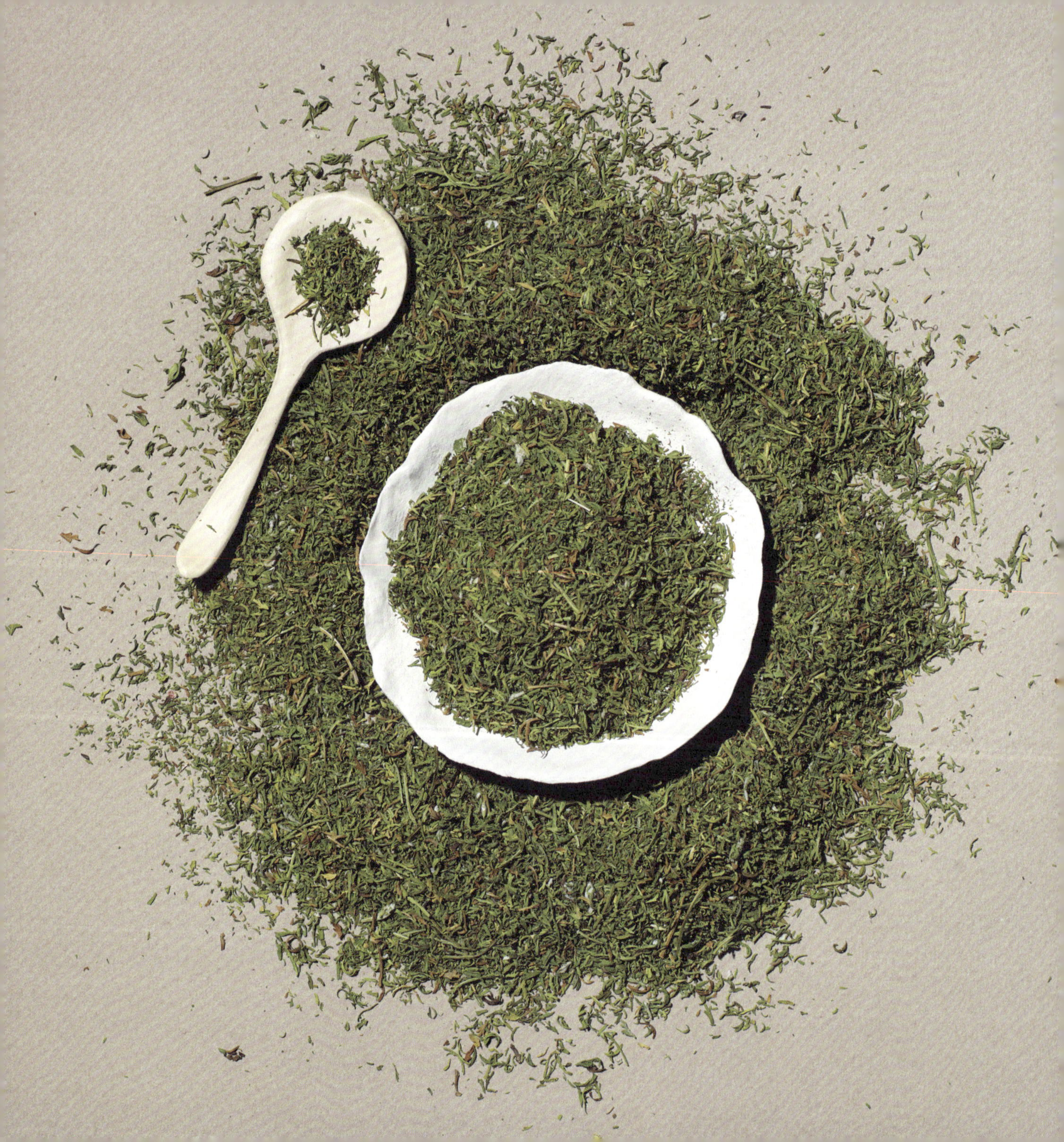

ARTEMISIATEE

Zur Vorbeugung gegen Malaria und generell zur Stärkung der Immunabwehr

– UGANDA & ASIEN

Der Einjährige Beifuß *(Artemisia annua)* und das in ihm enthaltene Artemisinin, das von der Pharmaindustrie selektiv extrahiert wird, sind heute als Arzneistoff im Kampf gegen Malaria bekannt. In Uganda trinkt man Tee, der aus Artemisiablättern gebrüht wird, um das Immunsystem zu stärken und zur Vorbeugung gegen Malaria. Der Tee wird wegen der Vielfalt der heilenden Pflanzenstoffe, die nur im Einklang miteinander ihre volle Wirkungskraft entfalten können, viel gepriesen. Dies ist auch der Grund, warum bei Artemisiatee im Gegensatz zu Artemisinin noch keine Resistenz gegenüber Malaria bekannt ist.

– KARIN

MAN NEHME

1 TL (1,25 g) Artemisiatee

250 ml Wasser

LOS GEHT'S

Kochendes Wasser über die getrockneten Blätter gießen und den Tee zugedeckt ziehen lassen. Nach 15 Minuten abseihen und trinken.

Zur Unterstützung der allgemeinen Gesundheit wird dieser Tee mindestens einmal alle zwei Wochen getrunken, bei einer geplanten Reise in ein Malaria-Gebiet auch öfter.

Bei akuter Malaria wird vom botanischen Garten in Tooro empfohlen, acht Gramm Artemisiatee mit einem Liter heißem Wasser aufzugießen und 15 Minuten ziehen zu lassen. Sieben Tage lang alle sechs Stunden eine 250-Milliliter-Tasse trinken. Unbedingt einen Arzt konsultieren!

WARUM ES FÜR UNS FUNKTIONIERT

Artemisiatee ist reich an Antioxidantien und Flavonoiden, stärkt das Immunsystem, hat antiallergene, entzündungshemmende, antimikrobielle und fungizide Eigenschaften. Er hilft bei Durchfall, fördert die Verdauung und ist krampflösend. Bemerkenswerte Anti-HIV Aktivitäten und gesundheitliche Verbesserungen bei Krebserkrankungen wurden registriert.

Wir empfehlen auch unbedingt, einen Arzt zu konsultieren.

HAFERTAG

Zur Regulierung des Blutzuckerspiegels und bei Darminfckten

- EUROPA

Ursprünglich stammt Hafer wohl aus Asien. Heute ist er jedoch besonders in Europa sehr beliebt. Heute ist er jedoch besonders in Europa sehr beliebt. In Großbritannien wird der morgendliche Porridge am liebsten mit Hafer zubereitet und dann mit Honig oder Früchten garniert serviert.

Für den Hafertag kehren wir allerdings zu den Anfängen des Porridges zurück, welches um 1500 nicht gesüßt, sondern mit Gemüse serviert wurde.

- KARIN

MAN NEHME

75 g Hafer × 3 (insgesamt 225 g)

Wasser

25 g Beeren

Gemüse

Zitronensaft

Kräuter

300–500 ml Gemüsebrühe

LOS GEHT'S

Ein gesunder Hafertag alle zwei bis drei Wochen könnte so aussehen: Am Morgen die Haferflocken dreißig Minuten in 150 Milliliter warmem Wasser quellen lassen. Den Brei mit Beeren und etwas Zimt zum Frühstück verzehren.

Am Mittag 300–500 Milliliter Wasser erwärmen, 75 Gramm Haferflocken hinzugeben und alles zu einem Brei verrühren. Dieser wird zum Abschluss mit etwas Gemüse, Zitronensaft und Kräutern verfeinert.

Am Abend gibt's eine köstliche Variante des Mittagsmenüs, angesetzt mit der Gemüsebrühe.

WARUM ES FÜR UNS FUNKTIONIERT

Industriell hergestellte Haferflocken sind wärmebehandelt, und man kann nie sicher sein, welche Teile des Vollkorns noch vorhanden sind. Darum die Körner am besten mit einer Flocken- oder Kornquetsche selbst flocken.

Das feine Korn ist reich an Calcium, Kalium, Eisen, Mangan, Magnesium, Zink, Folsäure sowie den Vitaminen E, K und B. Hafer enthält Schleim- und Ballaststoffe, die eine heilende Wirkung auf die Darmwand ausüben, die Darmflora regulieren und einen positiven Einfluss auf den Blutzucker haben. Durch das günstige Verhältnis seiner Fettsäuren beeinflusst er den Cholesterinspiegel positiv.

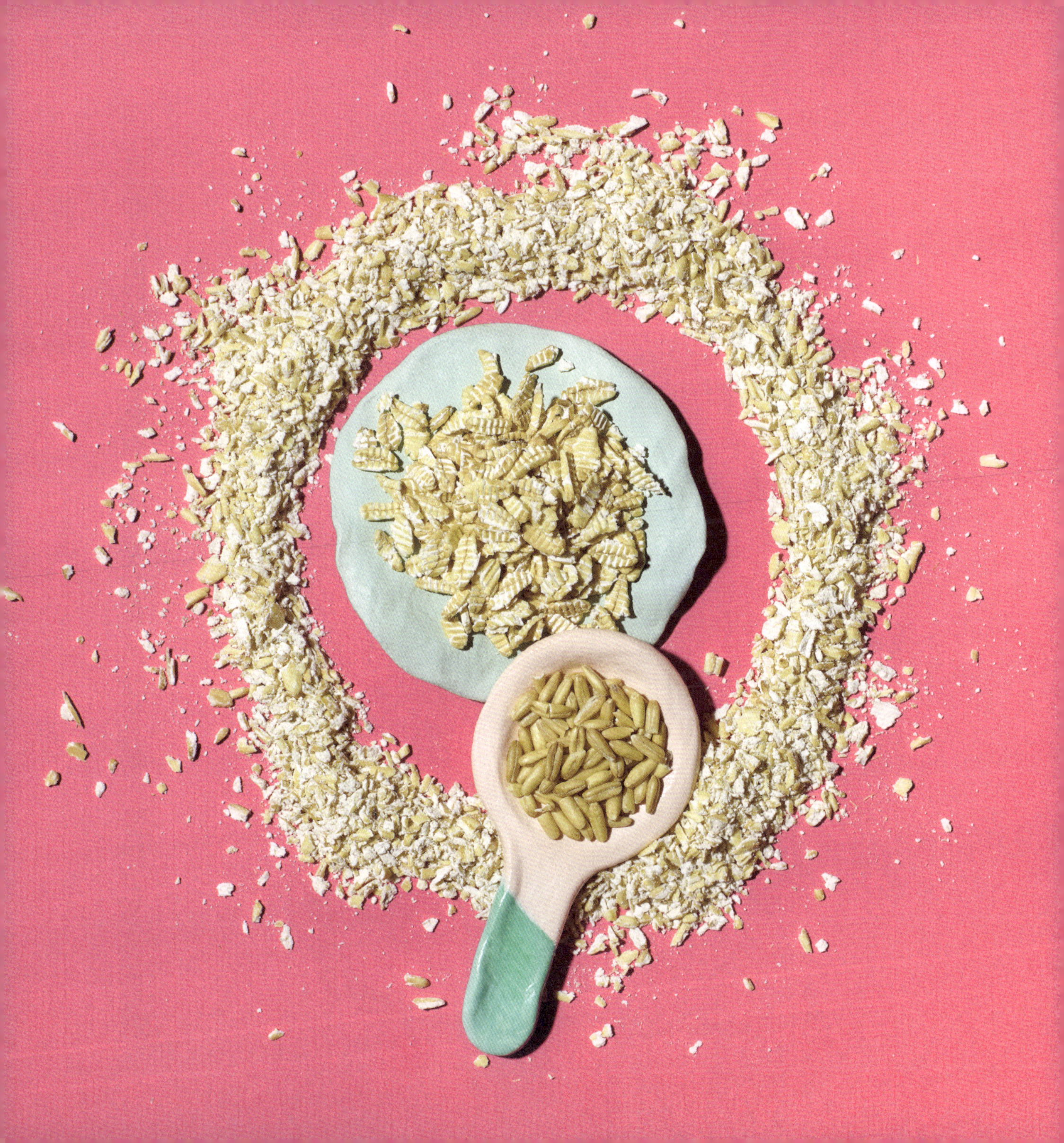

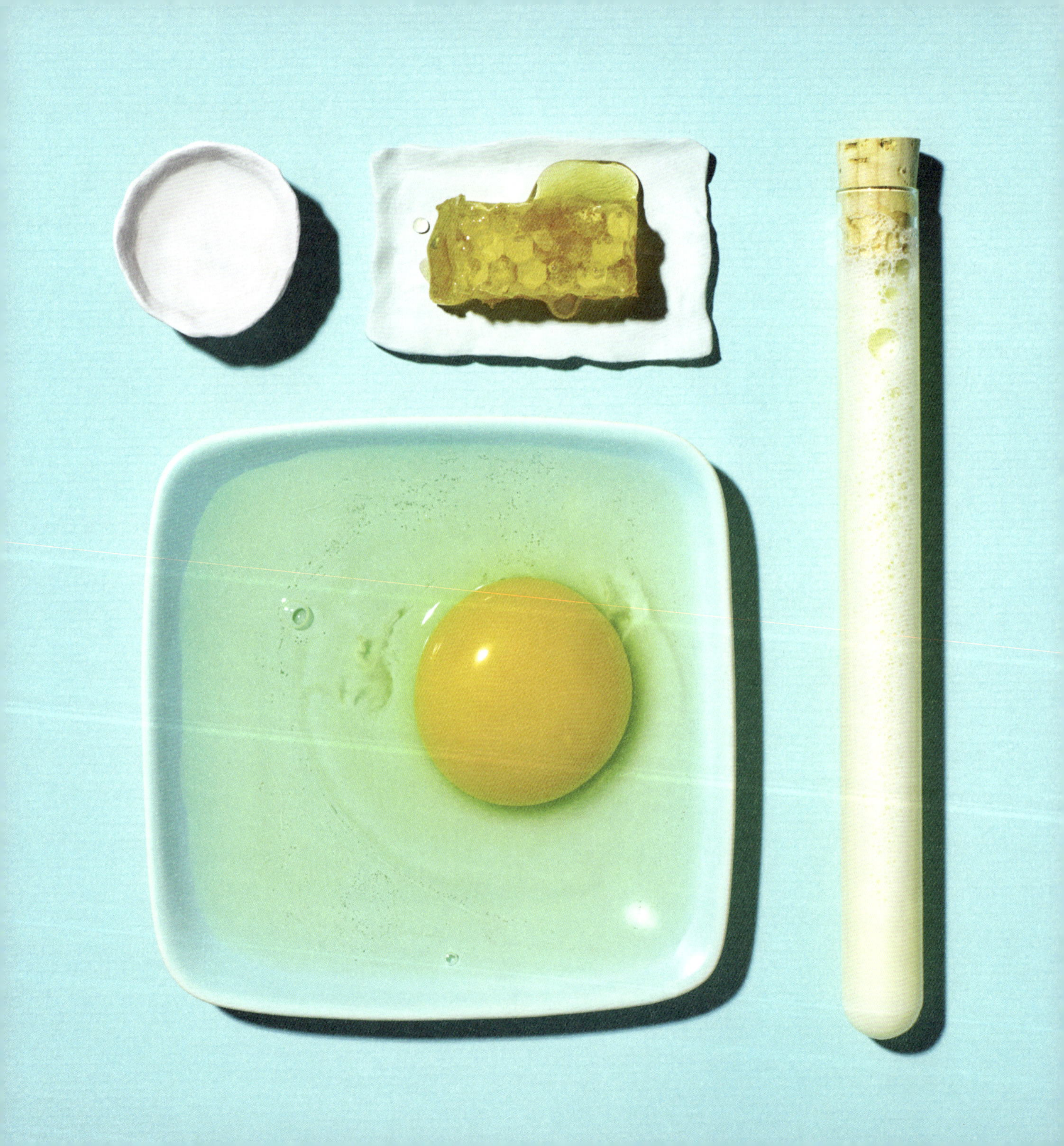

»TAMAGOZAKE«

Hilft bei Erkältung

- JAPAN

Es scheint, dass viele der Rezepte gegen Erkältung auch Genuss versprechen. Ob das Zufall oder Absicht ist, können wir nicht erklären. Was uns aber Freude bereitet, ist, dass diese Tatsache sicherlich dabei hilft, neuen Zutaten und fremden Zubereitungswegen eine Chance zu geben, um sie bei nächster Gelegenheit gleich auszuprobieren.

- KARIN

MAN NEHME

200 ml Sake (japanischer Reiswein)

1 Ei *(Tamago)*

1 EL Honig

LOS GEHT'S

Das Ei aufschlagen, am besten in einen Topf aus Emaille geben und gut verquirlen. Den Sake dazugeben und weiter gut umrühren. Alles langsam unter ständigem Umrühren erwärmen, bis die Mischung richtig cremig, schaumig und etwas angedickt wird. Jetzt nur noch den Honig unterrühren, und das Erkältungsgetränk ist fertig.

WARUM ES FÜR UNS FUNKTIONIERT

Da Sake aus fermentiertem Reis hergestellt wird, hat er einige einzigartige Nährstoffe, die in anderen Alkoholformen nicht vorkommen. So fördert Sake eine gesunde Verdauung und ist reich an Selen, welches die körpereigene Abwehr stärkt. Die enthaltenen Aminosäuren und Enzyme sind in Japan dafür bekannt, dass sie die Knochen kräftigen und die Histaminreaktion abschwächen, was für Allergiker hilfreich sein kann.

Eier sind reich an Proteinen, gesunden Fetten, Vitamin A, D, E, K, B6, B5, B12, B2, Phosphor, Selen, Calcium, Zink und Folsäure.

Honig stärkt ebenfalls das Immunsystem, ist antibakteriell, schleim- und krampflösend.

RINGEL-BLUMENSALBE

Der Superheld in Sachen Wundheilung

– ÖSTERREICH

Mein erstes Fahrrad – metallicrot, schnell und gleich mal ohne Stützräder. Letzteres Detail war wichtig, wenn man bei den »Großen« mitfahren wollte. Kein Abhang ging zu steil bergab, und die Freiheit war grenzenlos – bis der Schotter auf der Straße mir einen Strich durch die Rechnung machte. Die Narbe am Knie ist noch heute sichtbar! Was die Schürfwunden schnell heilen ließ, war die berühmte selbst gemachte Ringelblumensalbe, die in meiner Familie verwendet wurde.

– NICI

MAN NEHME

250 ml Olivenöl in Bio-Qualität

25 g Bienenwachs

1–2 Tassen Ringelblumenblüten

1 Teesieb

2 Schnabeltöpfe

mehrere Gläser aus braunem oder blauem Glas (für den Lichtschutz) mit Deckel, sterilisiert

LOS GEHT'S

Die Blütenblätter von den Blütenköpfen lösen und in einen Kochtopf geben. Das Öl dazugießen und langsam unter Rühren erwärmen. Die Blütenblätter für circa zwanzig Minuten auf kleiner Stufe im Öl ziehen lassen. Wichtig: Immer wieder mal umrühren! In der Zwischenzeit das Bienenwachs im zweiten Topf langsam erwärmen.

Das fertige Ringelblumenöl kann nun durch das Sieb abgeseiht werden, die Blütenblätter dabei gründlich auspressen. Das reine und blütenfreie Ringelblumenöl dann vorsichtig in das nun flüssige Bienenwachs einrühren. Im noch flüssigen Zustand wird die fertige Ringelblumensalbe in die kleinen Gläser gefüllt. Diese allerdings erst nach dem Abkühlen der Salbe verschließen, um Kondenswasser zu vermeiden.

WARUM ES FÜR UNS FUNKTIONIERT

Die Ringelblume ist seit dem 12. Jahrhundert für ihre reinigende, abschwellende und antibakterielle Wirkung bekannt, wodurch sie den Wundverschluss fördert. Sie unterstützt das Wachstum neuer Zellen, da sie durchblutungsfördernd ist, und kann bei schlecht heilenden Wunden, Abschürfungen, Dermatitis und Sonnenbrand ihre heilende Wirkung beweisen.

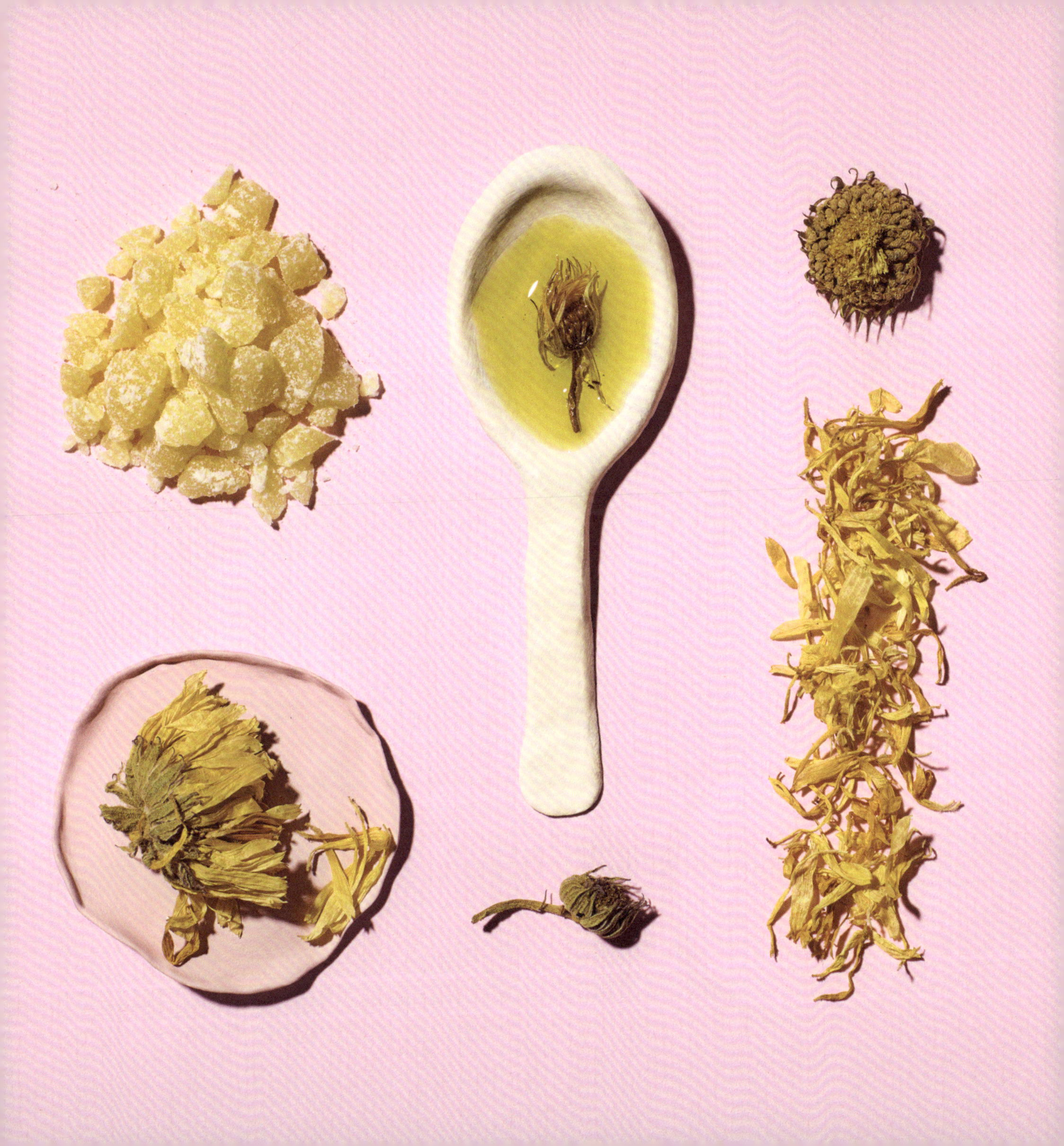

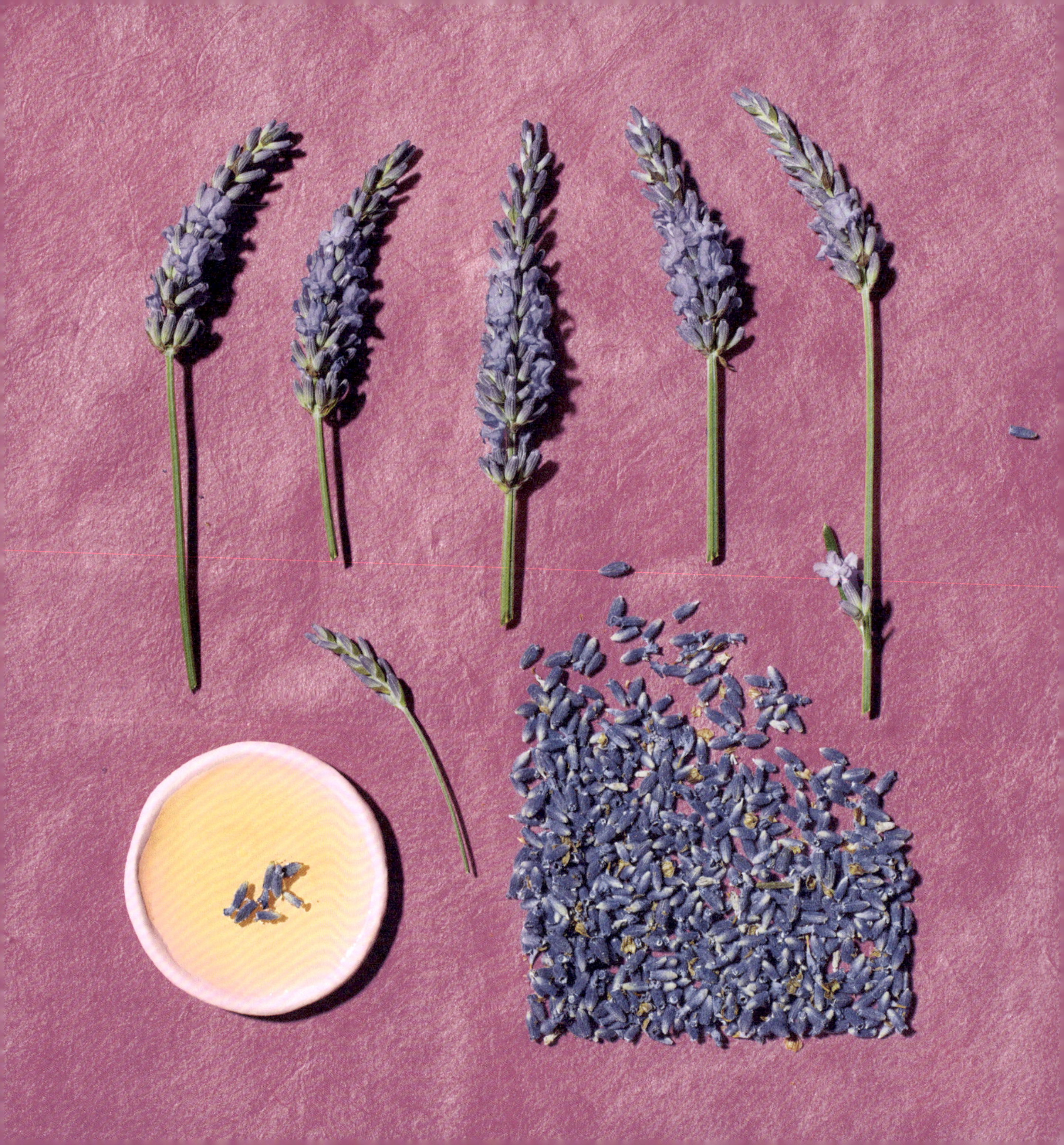

LAVENDEL-TINKTUR

Wundermittel gegen Schlaflosigkeit

– FRANKREICH

Lavendel wirkt beruhigend auf Herz und Hirnaktivität und regeneriert und desinfiziert gleichzeitig die Haut. Kein Wunder, dass er seit Jahrhunderten ein geschätztes Heilmittel ist: Einst haben sich römische Soldaten vor einer Schlacht mit Lavendelöl eingerieben, da der Lavendelduft ihnen half, ihre Anspannung und ihre Ängste in den Griff zu bekommen. Nach dem Kampf wurden die Wunden der Verletzten mit Lavendel behandelt, um Entzündungen im Keim zu ersticken. Ein bewährtes Mittel bei Einschlafstörungen ist Lavendeltinktur, die man ganz leicht selbst herstellen kann.

– KARIN

MAN NEHME

175 ml Weinbrand aus der Apotheke

75 ml gefiltertes Wasser

1 Handvoll getrocknete Lavendelblüten

1 Glas mit Schraubverschluss

1 Stück Baumwollstoff

1 dunkle Glasflasche

LOS GEHT'S

Alkohol und Wasser mischen. Die getrockneten Lavendelblüten in das Glas bröseln und dieses mit der Weinbrand-Wasser-Mischung so weit auffüllen, dass die Lavendelblüten vollständig bedeckt sind.

Das Glas gut verschließen, und die Mischung zwei Minuten lang gründlich durchschütteln. Dann an einen kühlen, dunklen Ort stellen und alle ein bis zwei Tage erneut schütteln. Nach zwei Wochen die Tinktur durch den Baumwollstoff filtern, in eine dunkle Flasche abfüllen und gut verschließen.

Nimm bei Schlaflosigkeit vor dem Zubettgehen einen halben Teelöffel dieser Tinktur mit Wasser ein.

WARUM ES FÜR UNS FUNKTIONIERT

Lavendel wirkt stressreduzierend, entspannend und hat einen positiven Effekt auf das Zentralnervensystem. Er hat eine antimikrobielle, antiseptische, entzündungshemmende und schmerzlindernde Wirkung. Seine Wirkstoffe fördern das Heilen von Verbrennungen, Insektenstichen, Wunden, Narben sowie Hautentzündungen und stimulieren das Wachstum neuer Hautzellen.

DIE WICHTIGSTEN ZUTATEN

Eine kleine Sammlung der erwähnten Zutaten und eine Zusammenfassung, warum wir und Menschen auf der ganzen Welt an ihre Wirkungskraft glauben. Manche Wissenschaftler stimmen zu, andere nicht – deshalb ist es am besten, Du testest die Rezepte selbst aus, nachdem Du Dich mit Deinem Arzt beraten hast.

Arnika-Öl ist nicht nur schmerzstillend, sondern auch antiseptisch und entzündungshemmend – ideal für die äußerliche Anwendung bei Muskelkater, Prellungen und Blutergüssen. Schwellungen bilden sich zurück, und der Schmerz lässt nach.

Artemisiatee ist extrem reich an Antioxidantien und Flavonoiden, stärkt das Immunsystem, hat antiallergene, entzündungshemmende, antimikrobielle und fungizide Eigenschaften. Er hilft bei Durchfall, fördert die Verdauung und ist krampflösend. Bemerkenswerte gesundheitliche Verbesserungen wurden bei Krebs und Aidskranken registriert.

Bittermelonentee oder Cerasee tea ist reich an Eisen, Phosphor, Vitamin A und C. Der Tee ist ein traditionelles Hausmittel bei Verstopfung, Erkältung, Harnwegsinfektionen, parasitischen Würmern, Bluthochdruck, Magenproblemen und gilt vor allem als Blutreinigungs- und Entgiftungselixier.

Unreife Bittermelonen und deren Samen helfen, den Blutzucker zu regulieren.

Backpulver, das auf einen Mückenstich aufgetragen wird, verändert den pH-Wert der umliegenden Haut, wodurch der Juckreiz nachlässt.

Buchweizen ist reich an Lecithin, Vitamin B, Magnesium, Mangan, Selen, Bor, Calcium und Flavonoiden. Er wirkt alkalisierend und entzündungshemmend, reguliert den Blutzuckerspiegel und liefert acht der essenziellen Aminosäuren. Die Sprossen bringen die Verdauung auf Trab und sind außerdem reich an blutverdünnendem Rutin, das die Gefäßwände schützt und somit gegen Krampfadern und Hämorrhoiden wirkt.

Butter ist reich an gesunden Fetten, Vitamin A, D, E, B12, K2 und Butyraten, welche entzündungshemmend wirken.

Chili hat antioxidative, entzündungshemmende und immunstärkende Eigenschaften.

Dinkel ist durch seine Speicherfähigkeit bestens als schadstofffreies Füllmaterial für Wärmekissen geeignet. Die Temperatur wird konstant gehalten, und das warme Dinkelkissen wirkt gegen Verspannungen und Erkältungen.

Eier enthalten reichlich wertvolle Proteine, gesunde Fette, Vitamin A, D, E, K, B6, B5, B12, B2, Phosphor, Selen, Calcium, Zink und Folsäure.

Erdbeerblätter sind gute Lieferanten für Eisen, Vitamin C, K und Gerbsäure. Erdbeerblättertee wirkt bei Entzündungen, stärkt das Immunsystem, verbessert die Verdauung und reinigt das Blut.

Eukalyptusöl, das in Eukalyptusblättern enthalten ist, löst verschleimten Husten und befreit verstopfte Nasen. Das Öl wirkt außerdem leicht krampflösend und weist einen kühlenden Effekt auf. Der Geruch wirkt belebend.

Fenchel wirkt antibakteriell, entzündungshemmend und schleimlösend.

Gojibeeren stärken das Immunsystem, sind reich an Selen, Zink, Eisen sowie an den Vitaminen A, B, C und E. Außerdem haben sie einen hohen Anteil an Zeaxanthin und Lutein, die vor Alterssichtigkeit schützen. Acht essenzielle Aminosäuren sind in der kleinen Gojibeere vorhanden. Man weiß, dass sie die Insulinsensitivität erhöht, den Blutzuckerspiegel reguliert und die Neubildung von Leberzellen stimuliert.

Hafer enthält wertvolle Vitamine und Mineralstoffe. Er ist reich an Calcium, Kalium, Eisen, Mangan, Magnesium, Zink, Folsäure sowie den Vitaminen E, K und B. Hafer enthält reichlich Ballaststoffe, welche die Darmflora regulieren und einen positiven Einfluss auf die Blutzuckerwerte haben, sowie wunderbare Schleimstoffe, die eine heilende Wirkung auf die Darmwand ausüben. Durch das günstige Verhältnis seiner Fettsäuren beeinflusst er den Cholesterinspiegel positiv.

Heilwolle hat einen sehr hohen Gehalt an Wollfett. Dieses wirkt pflegend, entzündungshemmend sowie durchblutungsfördernd und dadurch wärmend. Gereizte und strapazierte Haut wird beruhigt, und die Heilung wird beschleunigt.

Honig stärkt das Immunsystem, ist krampflindernd, antibakteriell, schleimlösend und wundheilend.

Ingwer hat antibiotische und entzündungshemmende Eigenschaften und regt das Immunsystem an. Ingwer hat auch brechreizmindernde Eigenschaften.

Isländisches Moos hat einen hohen Anteil an Schleimstoffen (Lichenin). Diese lindern unangenehmen Reizhusten und beruhigen entzündete Atemwege. Die Schleimstoffe umschließen die gereizten und kratzenden Bereiche im Hals und verhindern somit das Eindringen weiterer Krankheitserreger. Isländisches Moos ist auch reich an Vitamin A und B1. In der Volksheilkunde geht die Anwendung weit über den Einsatz bei Reizhusten hinaus – Bronchitis, Tuberkulose und Keuchhusten werden ebenfalls damit behandelt. Früher war die wohltuende Flechte in Island ein Bestandteil der täglichen Ernährung.

Kakaobohnen sind reich an Mineralien wie Magnesium, Eisen, Kalium, Calcium, Phosphor sowie den Vitaminen C, E und B. Antioxidantien wie Polyphenole und Flavonoide sind bekannt für ihre entzündungshemmenden Eigenschaften sowie ihre positive Wirkung auf unser Immunsystem und unsere Gesundheit im Allgemeinen. Die Inhaltstoffe der Kakaobohne wirken zudem stimmungsaufhellend und fördern die Gehirnfunktion.

Kardamom ist entzündungshemmend, antibakteriell und schleimlösend sowie reich an Antioxidantien.

Karotten lassen durch langes Kochen Oligosaccharide entstehen. Diese ähneln Darmrezeptoren, sodass sich Bakterien statt an der Darmwand an die Zuckermoleküle anbinden und schnell ausgeschieden werden.

Knoblauch wirkt antibakteriell, antiviral, antimikrobiell, desinfiziert, stärkt das Immunsystem und wirkt aktiv gegen Durchfall, Übelkeit und Magenkrämpfe. Außerdem hat er blutgerinnungshemmende und blutdrucksenkende Eigenschaften. Knoblauch enthält zwei Arten von Zellen, die mit unterschiedlichen Flüssigkeiten gefüllt sind, nämlich mit der Aminosäure Alliin und mit dem Enzym Alliinase. Beim Zerdrücken der Knoblauchzehen platzen die Zellen, beide Stoffe vermischen sich, und nach einigen Minuten bildet sich daraus der scharfe Wirkstoff Allicin.

Kohl enthält Kupfer, Kalium, die Vitamine C, B und E und wirkt dadurch entzündungshemmend. Außerdem öffnen die Wirkstoffe die Hautporen, was dazu beiträgt, Giftstoffe aus dem Körper zu entfernen.

Kokosöl beruhigt und wirkt antibakteriell.

Kolanuss enthält Kalium, Calcium, Eisen, Magnesium und Phosphor. Sie schützt vor schädlichen Bakterien und Pilzen. Wird die Kolanuss vor dem Essen gekaut, fördern das in ihr enthaltene Koffein und Theobromin die Verdauung und wirken stimulierend. Die Nuss wird als Gegenmittel bei Lebensmittelvergiftungen angewendet, wirkt bei Magenschmerzen, Durchfall und als Entschlackungs- und Stärkungsmittel.

Kurkumawurzel ist entzündungshemmend und hat antioxidative Heilkräfte.

Lavendel wirkt stressreduzierend, entspannend und hat einen positiven Effekt auf das Zentralnervensystem. Er hat eine antimikrobielle, antiseptische, entzündungshemmende und schmerzlindernde Wirkung. Seine Wirkstoffe fördern das Heilen von Verbrennungen, Insektenstichen, Wunden, Narben und Hautentzündungen und stimulieren das Wachstum neuer Hautzellen. Ätherisches Lavendelöl ist eines der wenigen Öle, das man direkt auf die Haut auftragen darf.

Limetten sind reich an Vitamin C und stärken das Immunsystem.

Manuka-Honig enthält Methylglyoxal, kurz MGO. Je höher der MGO-Gehalt, desto höher die antibakterielle, antivirale und antiseptische Wirkung und damit auch die Wirkung bei Entzündungen. Für Wundbehandlungen wird ein MGO™ von mindestens 100+ oder noch besser von MGO™ 250+ empfohlen.

Bei Atemwegserkrankungen wie Husten, Bronchitis oder Nebenhöhlenentzündung wirkt der antibakterielle, antivirale und antiseptische Manuka-Honig nachweislich.

Milch enthält stärkendes Protein, Kalium, Magnesium, Zink, Selen, Calcium, Vitamin D, B2, B12. Sie regt das Immunsystem an, lindert besonders trockenen Husten, beruhigt und sorgt für einen erholsamen Schlaf.

Minze fördert die Durchblutung, hemmt Entzündungen, löst Krämpfe und stärkt die Verdauung.

Muskatnuss hilft bei Magenbeschwerden, Schlaflosigkeit, Blähungen und Durchfall.

Natron hat antibakterielle, fungizide und alkalisierende Eigenschaften. Durch seinen hohen pH-Wert neutralisiert es die Magensäure und regt die Nierenfunktion an.

Naturjoghurt hat antibakterielle, probiotische und antimikrobielle Eigenschaften. Er bekämpft unerwünschte Bakterien im Darm.

Okragemüse reguliert den Blutzuckerspiegel, ist reich an Kalium, Calcium, Vitamin C, B und Folsäure. Okra, in roher und gekochter Form, ist außerdem sehr reich an Ballaststoffen, was wiederum zur Erhöhung der Insulinsensitivität beiträgt.

Pfeffer ist antibakteriell. Er wirkt außerdem wärmend, lindert lästigen Husten und Bronchitis sowie Halsweh.

Rettich ist reich an Vitamin C, wirkt gegen schädliche Mikroorganismen und löst Schleim.

Ringelblume verfügt über krampflösende, antibakterielle, entzündungshemmende und sogar entgiftende Eigenschaften.

Sie unterstützt das Wachstum neuer Zellen, da sie durchblutungsfördernd ist.

Rosmarin hilft gegen Kopfschmerzen, da er die Durchblutung fördert, den Kreislauf anregt und die Blutgefäße erweitert.

Salz gibt dem Körper wichtige Elektrolyte zurück, die aufgrund von Durchfall verloren wurden.

Sanddornöl enthält Vitamin C, Carotinoide sowie Betacarotin, was es zur idealen Hautpflege bei Sonnenbrand macht. Zudem wirkt Sanddornöl feuchtigkeitsspendend, entzündungshemmend, schmerzlindernd und antiseptisch. Es liefert also alles, was die sonnengerötete Haut braucht.

Sake fördert eine gesunde Verdauung und ist reich an Selen, welches die körpereigene Abwehr stärkt. Die enthaltenen Aminosäuren und Enzyme sind in Japan dafür bekannt, dass sie die Knochen kräftigen und die Histaminreaktion abschwächen.

Schwarze Johannisbeeren enthalten Vitamin C, Vitamine der B-Gruppe und Vitamin E, Flavonoide und Mineralstoffe wie Kalium, Calcium und Phosphor. Gemeinsam wirken diese Inhaltsstoffe entzündungshemmend, bieten Zellschutz und fördern die Stärkung des Immunsystems. Freie Radikale werden bekämpft, Herz und Kreislauf werden angekurbelt. Die Superbeere schützt nachweislich vor Infekten.

Schwarzkümmelöl ist bekannt für einen extra hohen Anteil an Gamma-Linolensäure, einer dreifach ungesättigten Omega-6-Fettsäure. Diese unterstützt die Erweiterung der Bronchialmuskulatur, was bei Asthma und anderen Atembeschwerden einen extrem lindernden Effekt hat. Es ist außerdem entzündungshemmend, antibakteriell und immunstärkend.

Süßholz hemmt Entzündungen und bekämpft Viren. Es wirkt schleim- und krampflösend, reduziert den Hustenreiz, erleichtert das Abhusten, reguliert Blutzucker und Blutdruck.

Tomaten sind reich an Antioxidantien, Vitamin C und Kalium.

Zimt hemmt Entzündungen, bekämpft Viren, Bakterien und Pilze. Das Gewürz wirkt blutzuckerregulierend, erhöht die Insulinsensitivität und enthält Antioxidantien, die vor Zellschäden schützen.

Zitronen wirken elektrolytisch, sind verdauungsstimulierend und stoffwechselanregend, reich an Vitamin C sowie Flavonoiden und besitzen antibakterielle, entzündungshemmende, antivirale und reinigende Kräfte.

Zitronengras ist antibakteriell und entzündungshemmend.

Zwiebeln sind bekannt für ihre antibakterielle, entzündungshemmende und schleimlösende Wirkung.

Vollkornreis bindet Wasser im Darm, wirkt entzündungshemmend und ist sehr nahrhaft. Reis stärkt das Immunsystem, enthält Magnesium, Eisen, Vitamine der B-Gruppe und Kalium.

Whisky in kleinen Mengen hat eine abschwellende Wirkung und befreit verstopfte Nasen.

Yamswurzel wird in der chinesischen Medizin als neutral eingeteilt, wirkt also weder kalt noch warm und stärkt unsere Lebensenergie, das Qi. Chinesische Yamswurzel kräftigt Milz, Leber und Lunge, stärkt den Körper generell und erhöht die Lebenskraft.

GLOSSAR

Alkalisierend: Basisch machend. Wenn der Körper zu viele säurebildende Lebensmittel erhält, wirkt alkalisierende Nahrung neutralisierend. Im Blut gemessen liegt der ideale pH-Wert bei 7,3 bis 7,45.

Alkalisierung des Kakaos: Unter Zugabe von Alkalisalzen wie Kalium- oder Natriumcarbonat wird fermentierte Kakaomasse alkalisiert. Dadurch reduziert sich der bittere Geschmack, das Schokoladenaroma wird verstärkt, die Löslichkeit erhöht sich und die Farbe wird dunkler. Die Alkalisierung verursacht eine Reduktion der sekundären Pflanzenstoffe.

Allicin: Entsteht, wenn Knoblauch gepresst wird. Die Aminosäure Alliin vermischt mit dem Enzym Alliinase ergibt den hochpotenten Wirkstoff Allicin. Allicin wirkt antibakteriell, antiviral, antimikrobiell, desinfiziert, stärkt das Immunsystem und wirkt gegen Durchfall, Übelkeit und Magenkrämpfe. Außerdem hat blutgerinnungshemmende und blutdrucksenkende Eigenschaften.

Antiallergen: Allergien vorbeugend beziehungsweise Allergene abschwächend oder unterdrückend.

Antibakteriell: Bakterien verhindernd oder zersetzend.

Antibiotika-Resistenz: Antibiotika bekämpfen Bakterien, allerdings können bei jeder Einnahme von Antibiotika Bakterien entstehen, die gegen dieses Medikament widerstandsfähig sind. Da sich Bakterien ständig vermehren und dabei ihr Erbgut kopieren, können Veränderungen im Erbgut vorkommen. Diese Mutationen sind der Grund, warum manche der Bakterien unempfindlich gegenüber Antibiotika sind. Die zunehmende Antibiotika-Resistenz ist ein weltweites Problem.

Antibiotisch: Von wachstumshemmender oder abtötender Wirkung gegen Mikroorganismen.

Antioxidantien: Substanzen, die den oxidativen Abbau von Zellmembranen, DNA (Ort des Erbguts) oder anderen großen Molekülen hemmen, wenn zelleigene Abwehrmechanismen die Aktivität von freien Radikalen eindämmen können.

Antiseptisch: Keimbekämpfend, Wundinfektionen verhindernd, von wachstumshemmender oder abtötender Wirkung gegen Mikroorganismen.

Antiviral: Die Vermehrung beziehungsweise Reproduktion von Viren verhindernd.

Betacarotin: Betacarotin (auch Provitamin A genannt) gehört zur Gruppe der Carotinoide und ist ein natürlicher Pflanzenfarbstoff, der Früchte und Gemüse rot, gelb oder orange färbt. Betacarotin kann im Darm zu Vitamin A umgewandelt werden.

Bor: Ein Mineral, das für den Knochenaufbau und im Kampf gegen Osteoporose sehr wichtig ist. Es verbessert die Gehirnfunktion und hilft, Insulin zu verstoffwechseln sowie Nährstoffe aufzunehmen.

Bronchitis: Entzündung der Bronchien, die mit Husten und Fieber sowie erhöhter Schleimproduktion und häufig mit einer Entzündung der oberen Luftwege einhergeht.

Butyrat: Eine kurzkettige Fettsäure, die von den Darmbakterien durch Fermentierung von ansonsten nicht verdaulichen Ballaststoffen gebildet wird.

Calcium: Ein lebenswichtiges Mineral, welches vorwiegend Knochen und Zähne aufbaut und gesund hält. Calcium ist auch verantwortlich für die Blutgerinnung, die Muskelkontraktion und unseren Herzschlag.

Carotinoide: Gesundheitsfördernde Pflanzeninhaltsstoffe, die vor freien Radikalen schützen, antioxidative Wirkung haben und immunstimulierend wirken.

Cineol: Eine farblose, Campher-artig riechende Flüssigkeit, die zu den ätherischen Ölen gehört. Sie weist antivirale, entzündungshemmende und antibakterielle Eigenschaften auf.

Eisen: Ein Mineralstoff und Bestandteil des Blutfarbstoffs Hämoglobin, das Sauerstoff aus unserer

Lunge durch den Körper transportiert. Der richtige Anteil an Eisen im Körper ist sehr wichtig. Eisen ist Teil vieler weiterer Proteine und Enzyme.

Elektrolyte: Mineralstoffe, die eine wichtige Funktion im Wasser- und Flüssigkeitshaushalt des Körpers ausüben und für eine gleichmäßige Versorgung der Körperflüssigkeiten sorgen.

Enzyme: Organische Verbindungen, die im Körper viele wichtige biochemische Reaktionen antreiben.

Essenzielle Aminosäuren: Lebensnotwendige Eiweißbausteine, die der Körper nicht selbst aufbauen kann und die nur durch ausgewogene Ernährung zugeführt werden können. Eine ausgeglichene Mischung an essenziellen Aminosäuren ist lebenswichtig.

Flavonoide: Eine Untergruppe der Polyphenole oder sekundären Pflanzenstoffe, die antiallergene, antioxidative, entzündungshemmende, entgiftende und antimikrobielle Eigenschaften haben.

Folsäure: Eines der B-Vitamine, und zwar Vitamin B9.

Freie Radikale: Kurzlebige Molekülfragmente hochreaktiver Stoffwechselprozesse, die in unseren Zellen frei werden und den Alterungsprozess beeinflussen.

Fungizid: Pilze zersetzend oder in ihrem Wachstum hindernd.

Gamma-Linolensäure: Kurz GLA, ist eine dreifach ungesättigte Omega-6-Fettsäure. Durch die Einnahme von GLA können entzündliche Vorgänge im Körper positiv beeinflusst werden.

Gerbsäuren (Tannine): Eine Klasse der adstringierenden (zusammenziehend wirkenden) sekundären Pflanzenstoffe, die Eiweiße binden und ausfällen. Dadurch wirken sie blutstillend, antiseptisch und den Speichelfluss reduzierend.

Histamin: Gehört zu den Gewebshormonen und ist ein Botenstoff, der bei vielen Prozessen im Körper eine wichtige Rolle spielt, besonders bei Entzündungsreaktionen und Allergien. Als Reaktion auf bestimmte Allergene setzt der Körper schlagartig Histamin frei. In der Folge kommt es zu allergischen Beschwerden wie Hautausschlag, Atemproblemen etc. Unter anderem reguliert Histamin physiologische Funktionen im Darm und agiert als Neurotransmitter im Gehirn, in der Wirbelsäule und in der Gebärmutter.

Insulinsensitivität: Bezeichnet die Empfindlichkeit der Insulinrezeptoren gegenüber Insulin. Je höher die Insulinsensitivität, desto besser.

Kalium: Ein lebensnotwendiger Mineralstoff für den menschlichen Körper. Er reguliert den Wasserhaushalt und ist wichtig für die Funktion von Nerven und Muskeln.

Kupfer: Ein Spurenelement, das für die Energiegewinnung der Zellen mit Sauerstoff unentbehrlich ist.

Lecithin: Eine Fettverbindung, die für die Funktion des Gehirns wichtig ist.

Lichenin: Moos- oder Flechtenstärke, die als Speicher-Kohlenhydrat in verschiedenen Flechten und Moosen vorkommt. Im Isländischen Moos findet es sich in hohen Konzentrationen.

Lutein: Eines der beiden wichtigsten und bekanntesten Carotinoide. Es kommt als Pigment in der Netzhaut vor und schützt diese vor zu hoher Lichteinstrahlung. Es wird zur Behandlung von Augenkrankheiten eingesetzt und vom Körper am besten gemeinsam mit Fetten aufgenommen.

Magnesium: Ein lebenswichtiges Mineral, das mit der Nahrung aufgenommen werden muss. Es reguliert diverse biochemische Reaktionen im Körper, zum Beispiel Muskel- und Nervenfunktion sowie Blutdruck- und Blutzuckerwerte.

Mangan: Ist verantwortlich für den gesunden Aufbau von Knochen, Knorpel und Bindegewebe und aktiviert wichtige Enzyme im Körper.

Methylglyoxal: Kurz MGO, die wichtigste antibakterielle Komponente in Manuka-Honig und der Wirkstoff, der diesen Honig so besonders macht.

MGO-Gehalt: Die Konzentration des antibakteriellen Wirkstoffes Methylglyoxal in Manuka-Honig. Je höher der MGO-Gehalt, desto stärker ist die antibakterielle Wirkung des Honigs. Der MGO-Gehalt wird in Milligramm pro Kilogramm angegeben.

MGO™ 250+: Bedeutet, dass garantiert 250 Milligramm MGO per Kilo in dem entsprechenden Manuka-Honig enthalten sind. Die Garantie kommt von der staatlichen Zertifizierungsstelle für Manuka-Honig in Neuseeland.

Oligosaccharide: Winzige Zuckermoleküle, die aus Einfachzuckern aufgebaut sind.

pH-Wert: Die Maßeinheit, die angibt, inwieweit etwas basisch oder sauer ist.

Phosphor: Ein wichtiger Mineralstoff, besonders für Knochen, der über die Nahrung aufgenommen wird.

Polyphenole: Sekundäre Pflanzenstoffe. Einige wirken antiallergen, entzündungshemmend, fungizid, antibakteriell, entgiftend, antimikrobiell und haben vor Krebs schützende Eigenschaften.

Probiotisch: Mit bestimmten Bakterien oder Pilzen versehen, die sich im Darm vermehren und einen gesundheitlichen Nutzen haben.

Protein: Ein Eiweißstoff, der im Körper unterschiedliche Aufgaben erfüllt.

Provitamin A (siehe Betacarotin): Eine fettlösliche, essenzielle Vorstufe von Vitamin A. Provitamin A wird über die Nahrung aufgenommen.

Qi: In der traditionellen chinesischen Kultur ist das Qi als grundlegende Lebensenergie oder Lebenskraft bekannt. Chinesische Heilkräuter werden nach Temperatur eingeteilt und sind entweder heiß, warm, neutral, kühl oder kalt. Je nach Klassifizierung des Leidens werden bestimmte Pflanzen und Heilkräuter zum Ausgleich und zur Wiederherstellung des inneren Gleichgewichts eingesetzt.

Rutin: Ein sekundärer Pflanzenstoff aus der Gruppe der Flavonoide, der in bestimmten Gemüsen und Früchten vorkommt und die Blutgefäße schützt.

Sinusitis: Oft schmerzhafte Entzündung der Nebenhöhlen.

Theobromin: Entspannt die glatte Muskulatur in Körper und Lunge, vergrößert daher den Atemstrom und unterdrückt so den Hustenreiz. Es ist entzündungshemmend und blutdrucksenkend.

Vitamin A: Ein fettlösliches Vitamin, das entweder über die Nahrung aufgenommen wird oder in der Dünndarmwand aus Betacarotin gebildet wird. Das Vitamin wirkt unter anderem förderlich bei Haut- und Schleimhauterkrankungen.

Vitamin B1: Ein wasserlösliches Vitamin, das für die Funktion des Nervensystems und die Energieumwandlung von Nahrung unentbehrlich ist.

Vitamin B2: Spielt eine wichtige Rolle in der Aufrechterhaltung der körperlichen Energieversorgung. Es spaltet Proteine, Fette und Kohlenhydrate auf.

Vitamin B5: Eines der wichtigsten Vitamine. Es ist verantwortlich für die Herstellung von roten Blutkörperchen sowie für den Fett-, Eiweiß- und Kohlenhydratstoffwechsel.

Vitamin B6: Wichtig für die Gehirnentwicklung und die gesunde Aufrechterhaltung des Zentralnerven- und Immunsystems.

Vitamin B12: Spielt eine wichtige Rolle für den Stoffwechsel, die Zellteilung, die Blutbildung und die Funktion des Nervensystems.

Vitamin C: Auch Ascorbinsäure genannt, wohl das bekannteste aller Vitamine. Es kann vom Körper nicht hergestellt werden und muss daher über die Nahrung aufgenommen werden. Es ist wichtig für unseren Stoffwechsel und schützt die Zellen vor freien Radikalen.

Vitamin D: Verantwortlich für gesunde Knochen und Zähne. Es unterstützt das Immunsystem, Gehirn und Zentralnervensystem, das Herzkreislaufzentrum und reguliert die Insulinsensitivität.

Vitamin E: Hat antioxidative Eigenschaften, ist entzündungshemmend sowie wichtig für Haut und Sehkraft. Außerdem stärkt es das Immunsystem.

Vitamin K: Verantwortlich für die Blutgerinnung und einen gesunden Knochenstoffwechsel, darüber hinaus reguliert es die Calciumwerte im Blut.

Zeaxanthin: Eines der beiden wichtigsten und bekanntesten Carotinoide. Es kommt als Pigment in der Netzhaut vor und schützt diese vor zu hoher Lichteinstrahlung. Es wird zur Behandlung von Augenkrankheiten eingesetzt und vom Körper am besten gemeinsam mit Fetten aufgenommen.

Zink: Spurenelement und lebensnotwendiger Mikronährstoff. Es spielt eine wichtige Rolle in der Wundheilung, der Zellteilung und dem Zellwachstum. Es sorgt für gesunde Haut und ein gesundes Immunsystem. Zink beeinflusst die Blutzuckerregulation.

REGISTER DER ERKRANKUNGEN

Kursiv gesetzte Seitenverweise sind Rezepteinträge

INDEX

Kursiv gesetzte Seitenverweise sind Rezepteinträge

DANK

Unser besonderer Dank geht an unsere Familien und all unsere Freunde. Ohne eure großartige Unterstützung wäre diese Sammlung nicht möglich gewesen. Unser herzlichster Dank geht an das wunderbare Team von Eden Books, besonders an Nina Schumacher und Svenja Monert, die mühelos erscheinen ließen, was ohne Zweifel sehr mühevoll war. An unsere wunderbare Lektorin Irene Rueter, die unsere österreichischen Ursprünge verständnisvoll miteinbezogen hat und uns das Schreiben damit sehr erleichterte. An Sunish Patel, unseren Apotheker, der uns versichert hat, dass Mamas Rezepte immer helfen. An Esra Gülmen, die so viele großartige Rezepte für uns hatte, dass wir fast noch ein weiteres Buch damit füllen könnten, und an Kristina Luton-Drinkwater, die sich für uns an die norwegischen Sommer ihrer Kindheit zurückerinnert hat. An Angela Oberleithner, für die Hausmittel im alltäglichen Leben unentbehrlich sind und die einzigartige österreichische Rezepte mit uns teilte, die sogar uns völlig neu waren. An Regina und Herbert Berndl, die uns stetig mit neuen Ideen zur Seite standen und gern Erdbeerblätter für unser Foto getrocknet haben, an Helena Berndl und Don Campbell, die Wissenschaftler, die immer wieder mit neuen Sichtweisen angeregt und überrascht haben. An Peng Chen, Herbalist der traditionellen chinesischen Medizin, der uns wunderbare chinesische Klassiker nähergebracht hat. An Clovis Kabaseke, Förster und Agrarökologe an der »Mountains of the Moon«-Universität in Uganda, der dort Wunderbares schafft und lehrt, an Manfred Stockhammer, unseren Chemielehrer aus der Gymnasialzeit, der sich nach über zwanzig Jahren freute, endlich unser Interesse an Chemie erweckt zu sehen und gern über pH-Wertunklarheiten von Backpulver informiert hat, an Ann-Marie Campbell, die sich für uns an ihre jamaikanischen Ursprünge zurückerinnert hat, an Katya Lehair, unsere russische Nachbarin, die jetzt nach der Geburt ihres Sohnes wieder besonders gern die Heilmittel ihrer Mutter anwendet. An Inji Massoteau aus Frankreich, an alle internationalen Begegnungen über die Jahre, die uns den Weg wiesen, und vor allem auch an jene ausländischen Taxifahrer in London, die das Wissen aus ihrem Herkunftsland auch bei kürzesten Begegnungen gern mit uns geteilt haben.

Unser Dank geht aber auch speziell an alle Omas dieser Welt, die anonym bleiben, von denen wir aber wissen, dass sie über Generationen hinweg ihr Wissen weitergegeben und mit ihren heilenden Taten ihre Lieben versorgt haben. Dank ihnen waren unsere Freunde und flüchtigen Bekanntschaften in der Lage, uns ihre Lieblingsrezepte zu übermitteln. Habt tausend Dank!

ÜBER DIE AUTORINNEN

Die zwei Wald-und Wiesenkinder KARIN BERNDL und NICI HOFER wuchsen in Österreich getrennt auf (beide in ihren Essigsocken und gelegentlich in Quark eingewickelt), bis sie sich schließlich in London begegneten. Dort arbeiten sie seitdem nicht nur unermüdlich an einer Vielzahl von Projekten in den Bereichen Werbung, Fotografie und Illustration zusammen, sondern sind eben auch als Autorinnen tätig. In ihrer Arbeit verbinden sie die multikulturellen Aspekte ihres Lifestyles.

Pfefferwickel, Kurkumamilch und Co.

Traditionelle Hausmittel aus aller Welt
ISBN 978-3-95910-248-3

Eden Books
Ein Verlag der Edel Germany GmbH

www.edenbooks.de | www.edel.com
1. Auflage 2019

Projektkoordination: Nina Schumacher
Lektorat: Irene Rüter
Umschlaggestaltung: Rosanna Motz

Text: © Karin Berndl und Nici Hofer

Fotografie Innenteil: © Karin Berndl und Nici Hofer

Umschlagabbildungen: Eine Komposition aus: fcafotodigital, sorrapong, robynmac (iStock)

Layout: Nicky Barneby

Satz: Datagrafix GSP GmbH, Berlin | www.datagrafix.com

Druck und Bindung: optimal media GmbH, Glienholzweg 7, 17207 Röbel/Müritz

Printed in Germany

EDEL FAMILY MEMBER

MIX
Papier aus verantwortungsvollen Quellen
FSC® C108521
www.fsc.org